北京中医医院医生说科普

膝关节痛那些事儿

刘清泉 / 总主编

李树明 / 主编

中国人口与健康出版社
China Population and Health Publishing House
全国百佳图书出版单位

图书在版编目（CIP）数据

膝关节痛那些事儿 / 李树明主编 . —— 北京：中国
人口与健康出版社，2024.4
（北京中医医院医生说科普）
ISBN 978-7-5101-9925-7

Ⅰ.①膝… Ⅱ.①李… Ⅲ.①膝关节－关节疾病－防
治 Ⅳ.① R684

中国国家版本馆 CIP 数据核字 (2024) 第 060909 号

北京中医医院医生说科普：
膝关节痛那些事儿

BEIJING ZHONGYI YIYUAN YISHENG SHUO KEPU：
XIGUANJIE TONG NA XIE SHIR

刘清泉　总主编　　李树明　主编

责 任 编 辑	刘继娟　张　瑞
美 术 编 辑	侯　铮
责 任 印 制	林　鑫　任伟英
插 画 设 计	张秋霞　薛士麟
出 版 发 行	中国人口与健康出版社
印　　　刷	天津中印联印务有限公司
开　　　本	880 毫米 ×1230 毫米 1/32
印　　　张	5.125
字　　　数	120 千字
版　　　次	2024 年 4 月第 1 版
印　　　次	2024 年 4 月第 1 次印刷
书　　　号	ISBN 978-7-5101-9925-7
定　　　价	32.00 元

总编室电话	(010) 83519392
发行部电话	(010) 83510481
传　　真	(010) 83538190
地　　址	北京市西城区广安门南街 80 号中加大厦
邮　　编	100054

前　言

　　我是一名在疼痛科工作多年的医生，每天都会接触到很多膝关节炎的患者。他们有的是因为年龄增长、关节退行性变等因素所致；有的是因为运动损伤、体重过重、姿势不良等因素所致；还有的是因为遗传、代谢、免疫等因素所致。他们有的病情轻微，只是偶尔感到膝关节不适或僵硬；有的病情严重，经常遭受膝关节剧烈疼痛或肿胀，甚至无法正常行走。他们有的对自己的病情一无所知，只是盲目地服用药物或涂抹药膏，希望能够缓解症状；有的对自己的病情有所了解，但是没有找到合适的治疗方法或者没有坚持执行医嘱，导致病情反复或恶化；有的对自己的病情感到无助和绝望，认为这是一种无法根治的老年病，只能忍受或者等待手术；有的对自己的病情感到愤怒和不满，认为这是一种不公平和不幸的命运，只能抱怨或者埋怨。

　　每当我看到这些患者时，都会感到非常心疼和无奈。因为我知道，膝关节炎并不是一种不可治愈的绝症，而是和衰老有关。它是一种可以通过科学、合理、有效的方法来预防和治疗的慢性关节病；是一种可以通过提高我们对自己身体的认识和关爱，改变我们对自己生活方式和习惯的态度和行动，让我们重新拥有健康和幸福的生活质量的慢性关节病。

我写这本书的初衷是想向广大膝关节炎患者及其家属传达这样一个信息：你不必害怕膝关节炎，也不必忍受膝关节炎。你可以通过阅读本书来了解自己身体的真实情况，选择适合自己的治疗方案，并且按照本书提供的指导和建议来执行和坚持。你会发现，你原本以为无法改变或者无法摆脱的膝关节问题，在你付出一定的努力和时间后，会逐渐得到改善甚至消失。你会发现，你原本以为失去或者无法拥有的行走自由和快乐，在你重新找回或者培养出股四头肌等关键肌肉后，会重新回到你身边。

当然，我并不是要给你一个美好的幻想，也不是要给你一个简单而固定的方案。我是要给你一个科学而实用的指南：一个可以帮助你了解膝关节和膝关节炎的基本知识、最新进展和最佳实践的指南；一个可以帮助你根据自己的具体情况制订个性化、全面化、系统化的运动治疗方案，并且教会你如何正确地执行、评估和调整治疗方案的指南；一个可以帮助你在运动治疗之外注意其他方面（如饮食、心理、姿势等）对膝关节健康的影响，并且提供相应的建议和方法的指南。

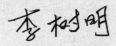

·编委会·

目 录

» 膝关节炎

» 滑膜炎

» 非特异性滑膜炎

» 髌骨软化症

第一部分

通用知识

01 ▶ 膝盖长什么样子

人类的进化让我们解放了双手，但直立行走的后果就是把膝盖变成了最大的承重关节。膝关节是人体最重要的活动部件之一，它让我们能够走路、跑步、跳跃等。但是膝关节也很容易受伤，因为它要承受很大的压力和摩擦。所以我们只有了解膝关节的结构和功能，才能保护好它。

膝关节由三块骨头和五条韧带组成，我们可以把膝关节比作一个铰链。

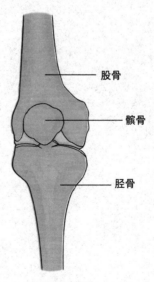

股骨

髌骨

胫骨

▲ **膝盖三块骨头**

三块骨头：股骨（大腿骨）、胫骨（小腿骨）和髌骨（膝盖骨）。

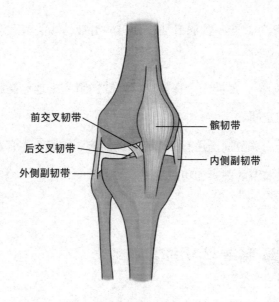

前交叉韧带
后交叉韧带
外侧副韧带
髌韧带
内侧副韧带

▲ 膝盖五条韧带

五条韧带：前交叉韧带、后交叉韧带、内侧副韧带、外侧副韧带和髌韧带。

如果说膝关节是一个铰链，那么三块骨头就是铰链的主体，它们通过关节面相互连接。五条韧带就是铰链的固定件，它们把三块骨头紧紧地绑在一起，防止其松动或脱位。

除了这些主要部件，膝关节还有一些辅助部件，如软骨、半月板、滑膜和关节囊等，它们有各自的作用。

软骨：如同一个垫圈，覆盖在关节面上，让骨头之间不会直接摩擦，以保护关节。这是膝关节的核心"资产"。

半月板：如同一个缓冲器，位于膝关节里面。内侧和外侧各有一片，叫作内侧半月板和外侧半月板。

滑膜：如同一管润滑油，分泌润滑液，让关节运动顺畅，同时营养软骨。

关节囊：如同一个保护套，把膝关节完整地包裹起来，形成密闭的空间。

此外，关节周围还有许多强大的肌肉、神经、血管和滑囊。这些都对关节的健康和功能发挥非常重要的作用。

02 膝盖的功能是什么

> 人体是一个复杂的生态系统，有强大的复原力，能够适应人体的不完美。

膝盖为了适应人类的直立行走，做出了巨大贡献，进化出了重要且复杂的功能，同时也匹配了非常复杂的结构。膝盖最基本、最重要的功能只有两个：负重和屈伸。

负重：就是让膝盖承受身体的重量，完成站立、走路、跑跳等功能。当我们走路时，每个膝盖要承受相当于体重3倍的压力；当我们跑步时，压力会增加到6倍；当我们跳跃时，压力会增加到10倍！这好比每次走路要背着一个大背包，每次跑步要背着两个大背包，每次跳跃要背着三个大背包！

屈伸：就是让膝盖进行弯曲和伸直，完成上下楼梯、蹲起、爬山等活动。当我们上下楼梯时，每个膝盖要承受相当于体重 4 倍的压力；当我们蹲起时，压力会增加到 7 倍；当我们爬山时，压力会增加到 8 倍！

03 ▶ 膝关节股四头肌的功能是什么

股四头肌是位于大腿前面的四块肌肉，我们伸手触摸大腿前部时可以感受到它们的存在。这四块肌肉分别是股直肌、股外侧肌、股中间肌和股内侧肌。

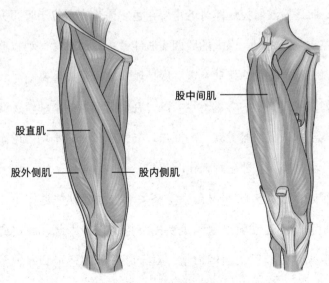

▲ 股四头肌

股直肌：起源于髂前下棘和髋臼上缘，止于股骨粗隆。它的主要功能是伸展膝关节和屈曲髋关节。

股外侧肌：起源于大转子和股骨嵴外侧唇，止于股四头肌肌腱。它的功能也是伸展膝关节。

股中间肌：起源于股骨前端，止于股四头肌肌腱，同样起到伸展膝关节的作用。

股内侧肌：起源于股骨束内侧唇，止于股四头肌肌腱，同样起到伸展膝关节的作用。

股四头肌的主要功能之一是稳定膝关节。它们是膝盖的亲密"保护者"，在膝关节屈曲时收缩，有抵抗重力的作用。此外，股四头肌还扮演着控制髌骨的重要角色。髌骨完全位于股四头肌的掌控或包裹之中，强大的股四头肌能够提升对髌骨运动轨迹的控制力，稳定髌骨的移动，这对保护髌骨软骨至关重要。

如果股四头肌的力量不足，髌骨在股骨表面的滑动轨迹就容易偏离正常，增加髌骨软骨的撞击，导致软骨受力不均，进而引发软骨异常磨损，即髌骨软化的问题。

所以，股四头肌不仅在稳定膝关节方面起到关键作用，还对控制髌骨的运动轨迹起到重要的支撑作用。因此，通过适当的锻炼来加强股四头肌的力量，对于膝关节的稳定和保护至关重要。

04 为什么股四头肌如此重要

当股四头肌出现明显萎缩时，其中最常见的是股内侧肌的萎缩，这可能会导致髌骨稳定性下降和关节力线的不平衡，从而引发软骨老化和退变。髌骨软化是一种常见的情况，而其主要原因正是股四头肌的弱化，导致对髌骨的控制能力下降，进而引起软骨的磨损。

因此，保持股四头肌的正常肌肉状态和力量至关重要。预防胜于治疗，所以我们平时应该经常进行肌力训练，以维持日常生活所需的正常功能，如上下楼梯、下蹲等。对于膝关节疼痛的患者来说，更应该加强肌肉力量的练习，增强膝关节的保护能力和运动功能，同时也可以促进膝关节损伤的康复过程。

05 膝盖有寿命吗

先适应老化的关节，再用功能锻炼让关节变得更强壮、更灵活，这是天道。

膝关节，就像我们身体的其他部位一样，也是有寿命的。就像头发会变白一样，随着年龄的增长，膝关节总会经历一定程度的磨损和老化。然而，有趣的是，并不是每个人都会因为膝关节磨损而感到疼痛。这是因为疼痛是一种复杂的主观感受，与软骨磨损并没有直接的因果关系。

骨关节炎是一种常见的膝关节疾病，特别是在 50 岁以上的人群中，几乎 80% 的人都会出现这种病症。然而，为什么有些人并不感到疼痛呢？这与个体的适应能力和心态有关。有些人对疼痛并不过度紧张，继续积极地进行日常活动，身体的适应能力得到充分发挥，很快就适应了关节老化的新环境，疼痛逐渐减轻。

相反，有些患者对疼痛感到非常紧张和恐惧，害怕承受更多的痛苦，进而回避疼痛。然而，这种回避的结果往往导致肌肉迅速萎缩、关节不稳定，从而加剧疼痛和软骨损伤。这样就陷入了一个恶性循环，越不活动疼痛越剧烈，疼痛越剧烈就越不敢活动。

然而，回避疼痛并不是解决问题的好办法。相反，理解疼痛的本质，通过积极合理的运动来恢复身体的适应能力和自愈力，才是摆脱膝关节疼痛的方法。适度的运动可以帮助强化肌肉力量，提高关节稳定性，保护软骨，并促进身体的康复和自愈。同时，积极健康的心态也非常重要，通过积极的心态面对膝关节老化和疼痛，接纳身体的变化，发展出强大的适应能力，才能真正摆脱疼痛的困扰，享受高质量的生活。

膝关节的寿命并非一成不变，而是受多种因素的影响。除了年龄和自身遗传因素外，生活方式、运动习惯、体重控制等也会对膝关节的健康产生影响。因此，我们不能把疼痛视为膝关节寿命的唯一判断标准，而应该注重提高膝关节的适应能力和保护措施。

　　合理的运动是保护膝关节的关键。适度的有氧运动，如散步、游泳和骑自行车，可以提升心肺功能和整体身体素质，同时减少对膝关节的冲击和摩擦。力量训练和平衡训练可以强化周围肌肉群，增加关节的稳定性，减轻膝关节的负担。此外，正确的姿势和运动技巧也非常重要，避免过度使用膝关节或产生错误的力量分布。

　　除了运动，良好的饮食和体重控制也是关键因素。过重会增加膝关节承受的压力，加速关节的磨损和退化。保持健康的体重可以减轻关节负担，降低膝关节疾病的风险。

　　最后，定期体检和咨询医生也是保护膝关节健康的重要步骤。专业的医生可以通过体格检查、影像学检查和综合评估，提供个性化的诊断和治疗建议。定期的检查可以及早发现膝关节问题，并采取适当的措施进行干预和治疗。

　　综上所述，膝关节的寿命受多种因素影响，而疼痛并非唯一的判断标准。通过合理的运动、良好的饮食、体重控制和定期的医疗检查，我们可以提高膝关节的适应能力，延缓膝关节磨损的速度，并享受健康、高质量的生活。

06 ▶ 膝盖疼痛的四大原因是什么

　　膝盖疼痛是许多人常见的问题，它可能由多种原因引起。以下是四个常见的原因。

滑膜炎。过度运动或过度使用膝关节会导致滑膜炎，即关节内膜的炎症。这种情况下，滑膜受到炎性刺激，引起关节疼痛和肿胀。这是膝盖正在向你发出警告信号，需要及时休息。

膝关节炎。膝关节炎是指膝盖的软骨和整个关节的老化及退变，膝关节的整体功能下降，疼痛和僵硬频繁发生。在行走和上下楼梯时，你可能会感受到明显的膝盖疼痛。

膝关节半月板损伤。膝盖的半月板损伤会导致关节弯曲时出现明显的疼痛。严重的半月板损伤可能引起疼痛和有关节卡住的感觉。

髌骨软化。髌骨软化多见于中青年人群。在平地上行走时，膝盖疼痛并不明显，但是上下楼梯时会出现不适和疼痛。这是因为在平地上行走时，膝盖的屈伸角度较小，髌骨软骨受到的压力较小，可以忍受。上下楼梯时，膝盖的屈伸角度增大，髌骨软骨承受的压力增加，从而引发疼痛。

07 小孩子、青年人和中老年人的膝关节疼痛，各是什么原因

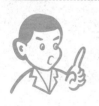

允许疼痛的发生，但不过分关注它，接纳它。疼痛不是伤害，是保护，是警报。

小孩子膝关节疼痛最常见的原因是生长痛。这是由于骨骼生长迅速，而周围的神经、肌腱、肌肉生长速度跟不上，导致不协调而引发疼痛。家长不必过于担心，这种情况通常不需要特殊治疗，随着时间的推移疼痛症状会逐渐缓解。

青年人膝关节疼痛的原因通常是运动损伤或外伤。如剧烈运动、扭伤或摔伤等。这种情况下，适当的休息、冷敷和适度的运动康复是常见的治疗方法。

中老年人膝关节疼痛最常见的原因是骨关节炎，即膝关节的老化退变。随着年龄增长，膝关节的软骨会逐渐磨损，引起关节疼痛和功能受限。在这种情况下，保守治疗、药物缓解疼痛和物理治疗等方法可以帮助减轻症状。

08 ▶ 打篮球后出现膝盖疼痛，是什么原因

在剧烈运动，如踢足球、打篮球之后，有的朋友可能会出现膝盖疼痛。这种疼痛有多种可能的原因。

首先，膝关节韧带损伤是最常见的原因之一。剧烈运动、转身、急停等动作可能导致韧带受伤，进而引发膝关节疼痛。如果你感觉膝盖不稳或有"咔嗒"声，建议寻求医生的帮助。

其次，膝关节可能存在疾病，如骨性关节炎。运动后症状加重是骨性关节炎常见的表现之一。这种情况下，膝盖疼痛通

常与关节炎的炎症和退化有关。及时就医，医生会给出相应的治疗建议。

此外，半月板损伤和髌下脂肪垫炎也可能导致膝盖疼痛和不适感。半月板是膝盖关节内的软骨垫，容易受到剧烈运动的影响而损伤。髌下脂肪垫炎是指位于髌骨下方的软组织发生炎症，可能引起疼痛和不适。

打篮球后出现膝盖疼痛，我们可以适当降低运动强度，合理休息。若症状持续或加重，建议尽快咨询专业骨科医生，进行详细的面诊和治疗。

09 为什么久坐会引起膝盖疼痛

现代生活方式的变化导致大部分人养成了长时间久坐的习惯。然而，这种久坐对膝盖的稳定性产生了负面影响，引发了一系列膝盖问题。

这是因为久坐的人通常呈现骨盆后倾的姿势，这种姿势会导致腹部核心肌群和臀肌群的无力和萎缩。当久坐人群站起来或进行运动时，他们的骨盆位置大部分会从后倾状态变为前倾，即骨盆前倾。骨盆前倾会引发髋关节问题，导致股骨内旋，进而使膝盖内侧承受更大的压力。这使得下肢的力线变得不正常，尤其是股四头肌中的外侧肌肉容易使髌骨发生外移倾向，从而导致髌骨的位置发生异常。当髌骨的位置发生异常时，软骨的磨损就会增加，久而久之引发膝盖不适、肿胀和上下楼梯时的疼痛问题。

因此，保持良好的姿势和定期进行伸展与活动显得格外重要，这样不仅可以减少久坐对膝盖的负面影响，还可以提高膝关节的稳定性和整体健康状况。

10 膝盖疼痛，仅凭影像学检查诊断可靠吗

当我们面临膝盖疼痛时，我们往往希望通过影像学检查来获得明确的诊断。但是，仅仅依靠影像学检查并不能完全确定疼痛的原因和治疗方案。临床诊断通常由症状、体格检查和辅助检查（如影像学和化验）三个部分组成。

症状是最主要的线索，正是因为症状，我们才会就医并进行进一步的检查。体格检查和影像学检查（如 X 光、核磁共振等）是为了辅助诊断，并不是决定性的因素。关键是要将这些信息综合起来，才能得出准确的诊断。

膝关节炎有一个特点，就是症状、检查和影像学结果常常不一致。这意味着仅依靠影像学结果进行诊断可能会导致严重的误导。症状和医生的体格检查是更为重要的依据，因为它们直接反映了患者的实际情况。在某些情况下，影像学结果可能会与患者的症状不符，这时医生的临床经验和判断能够起到至关重要的

作用。

因此，我们需要认识到仅依靠影像学诊断是不可靠的，应该将症状、体格检查和辅助检查相结合，由专业医生进行综合判断。这样才能得出准确的诊断，并制定出最适合的治疗方案。

11 ▶ 上下楼膝盖疼痛的"三少一多"原因是什么

上下楼梯时膝盖疼痛是许多中年人常见的问题。这种疼痛通常有两个原因，记住"三少一多"，帮助您更好地应对膝盖疼痛。

膝盖的髌骨软骨磨损是一个主要原因。上下楼梯时，膝盖弯曲的角度增大，导致髌骨软骨承受更大的压力。长期以来，这种压力会导致软骨磨损，引发疼痛、响声、酸胀感，甚至出现乏力和发凉的感觉。膝关节炎是另一个原因。膝关节炎是关节整体退化，导致关节功能下降的病症。上下楼梯时，关节承受更大的压力，难以应对，从而引发不适感。

那么该怎么处理呢？这里给大家分享一个简单易记的"三少一多"方法。

第一是少蹲。减少蹲下的次数，避免频繁屈膝的动作，以减轻关节的磨损。

第二是少跪。尽量避免长时间跪着的姿势，因为跪姿会使膝盖承受较大压力，加重疼痛和不适。

第三是少上下楼。尽量减少上下楼梯的频率，尝试其他替代方式，如电梯、扶梯等，以减轻对膝盖的负荷。

"一多"是指多锻炼大腿肌肉。通过增强大腿肌肉的力量，可以有效稳定膝关节，减少关节受力，从而缓解膝盖疼痛。推荐的锻炼方法包括绷腿练习和靠墙静蹲等。

记住"三少一多"，在日常生活中注意保护膝盖，同时适度锻炼大腿肌肉，有助于减轻膝盖疼痛，提升关节的健康。

12 膝盖后窝突然鼓出一个包，是怎么回事

膝盖后窝鼓包，最常见的是腘窝囊肿。其实我们身上的任何部位都有可能长囊肿，但有一个地方却特别容易出现，那就是膝盖的后窝，也被称为腘窝。

腘窝囊肿是一种常见的疾病，无论是成人还是儿童都有可能患上。成人中的腘窝囊肿通常与膝关节后方的通道相连，导致关节内的滑液进入囊肿内部。各种导致关节滑液增多的疾病，如类风湿性关节炎、骨关节炎、膝关节结构损伤、滑膜炎等，都可能增加腘窝囊肿发生的概率。

13 膝盖突然卡住，腿打软，是怎么回事

你是否遇到过膝盖突然卡住，腿打软的情况？这种现象背后可能隐藏着几个常见原因。

首先，半月板损伤是最常见的一种原因。它会导致行走时腿部无力感、关节疼痛和活动受限，并伴随关节活动时的弹响声。

其次，膝关节韧带损伤也可能导致同样的症状。你可能会明显感觉到腿部无力，走路时频繁出现腿部软弱感，膝盖关节不稳定，并偶尔伴有肿胀。

最后，膝关节的老化和退行性改变也可能是其原因。中老年女性较常见的是膝骨关节炎，此病导致骨质增生，也是人们所熟知的"骨刺"问题。膝关节炎是膝盖整体的退变和老化，涉及膝关节的各种结构，包括半月板和关节软骨的退变。软骨退变剥脱可能会导致游离体产生，这些游离体刺激肌肉，引发突然的痉挛和无力感，进而导致膝关节突然变得软弱，并伴随关节活动时发出"咯吱咯吱"声。

14 膝盖有肿胀和积液是怎么回事

膝盖有肿胀和积液是一种常见的关节问题，我们不必过度紧张。

最常见的原因是滑膜炎，它可以由骨关节炎、半月板损伤、韧带损伤等引起。这些情况会刺激滑膜发生炎症反应，导致关节肿胀和积液。一般情况下，通过药物治疗和适度休息，症状会逐渐缓解，积液会被吸收，无须进行积液抽取，以避免感染的风险。

此外，一些免疫系统疾病，如类风湿关节炎和细菌感染也可能导致关节积液。这些情况需要进行专门的对症治疗。

对于膝盖疼痛肿胀和积液的处理，关键在于确诊病因并制定合适的治疗方案。在大多数情况下，药物治疗、适度休息和热敷是常见的措施。如果症状持续恶化或伴有其他严重症状，建议尽早咨询专业医生进行详细的检查和诊断。

15 ▶ 什么是 O 型腿

O 型腿，在医学上被称为膝内翻，是一种常见的下肢畸形。当人站立或两腿自然伸直时，两脚的内踝能够相互接触，但两膝却无法闭合，形成一种扭曲的膝内翻的姿势。这是由于下肢骨骼发育异常或不平衡导致的。正常情况下，人的下肢骨骼应该形成一条直线，但 O 型腿患者的下肢骨骼发生了异常变化。这种异常可能涉及髋关节、膝关节或踝关节，导致下肢的扭曲和不协调。

引起 O 型腿的原因包括遗传因素、生长发育异常、肌肉力量失衡以及长期错误的站立或行走姿势。儿童期的营养不良和行走姿势不正确也可能影响下肢骨骼的正常发育。

O 型腿可能会对患者的身体健康和生活质量产生一系列影响。首先，它会导致不正常的步态，使行走和运动变得困难。可能会限制患者的日常活动能力，并增加肌肉疲劳和关节疼痛的风险。其次，O 型腿还可能对膝关节和髋关节施加额外的压力，增加关节磨损和退行性关节疾病的发展风险。

16 ▶ 什么是 X 型腿

X 型腿，在医学上称为膝外翻，是一种常见的下肢畸形。当人站立或两下肢自然伸直时，两膝可以相互接触，而两足的内踝无法分离和闭合，形成一种扭曲的膝外翻姿势。

X 型腿通常是由下肢骨骼发育异常或不平衡所引起的。正常情况下，下肢骨骼应形成一条直线，但 X 型腿患者的下肢骨骼发生了不正常的变化。这种变化可能涉及髋关节、膝关节或踝关节，导致下肢形成 X 型的扭曲。

引起 X 型腿的原因包括遗传因素、生长发育异常、肌肉力量失衡、长期错误的站立或行走姿势。此外，软骨发育不全、钙、磷和维生素 D 代谢异常，如佝偻病，也有可能导致 O 型腿和 X 型腿的发生。

X型腿可能对患者的身体健康和生活质量产生一系列影响。首先，它会导致步态异常，使行走和运动变得困难。这可能限制了患者的日常活动能力，并增加了肌肉疲劳和关节疼痛的风险。其次，X型腿还可能使膝关节和髋关节承受额外的压力，增加了关节磨损和退行性关节疾病的发展风险。

17 什么是下肢力线

下肢力线是指从髋关节中心到踝关节中心的轴线，经过膝关节中心，它在膝关节健康中扮演着重要角色。下肢力线的构成有以下几点。

髋关节中心：以股骨头的圆心为基准点。

膝关节中心：以股骨髁间窝顶点的中点为基准点。

踝关节中心：以距骨的中点为基准点。

正常的下肢力线与膝关节健康的关系：正常情况下，下肢力线应该经过膝关节中心。这样可以保证关节软骨受力均匀，减少磨损的风险。当下肢力线偏离正常轨道时，往往会导致膝盖的内翻或外翻，进而引起关节软骨受力不均匀，加速软骨的磨损。

不良下肢力线对膝关节的影响：当下肢力线偏离正常轨道时，膝关节可能承受不均匀的压力，从而增加关节软骨磨损的风险。内翻或外翻的力线会使特定区域的软骨承受过大的压力，导致软骨退化、疼痛和关节功能障碍。

18 ▶ 为什么下肢力线至关重要

下肢力线反映了下肢各关节的受力情况和力量传递的效率。下肢力线之所以很重要，是因为它直接影响了我们的站立、行走、跑跳等运动能力，以及下肢关节的健康状况。

正常的下肢力线应该是髋、膝、踝三点一线，这样才能保证力量负荷的合理分配，让髋、膝、踝三个关节各负其责，各自承担分内工作，关节软骨也能保持一个健康的状态。而力线一旦偏斜，就会导致髋、膝、踝三个关节承重不均，引起关节软骨的磨损，导致关节炎的发生。并且这种力线的偏斜一旦发生，往往会形成一个恶性循环，越练越歪。以下几个方面会导致下肢力线的偏斜。

髋关节活动受限。当臀肌无力或肌肉过于紧张时，骨盆会前、后倾，带动股骨发生内、外旋。这时作用于胫骨上的髂胫束代偿使小腿外翻，膝关节 Q 角角度超过正常范围，拉动髌骨脱离正常轨道，发生膝关节损伤。Q 角是指髌骨中点、髂前上棘连线与髌骨中点、胫骨粗隆连线形成的夹角，正常 Q 角角度为男性 $10° \sim 15°$，女性 $12° \sim 18°$。

踝关节生物力线异常。足弓的内、外翻问题会带动胫骨产生内、外旋，使膝关节Q角角度改变。

错误的动作模式。不正确的行走、运动、站立、坐等姿势，引起下肢的软组织失衡，造成膝关节内翻、外翻，内旋转、外旋转等，因力线问题从而导致功能性X型腿O型腿等。

不良腿型。因力线问题导致X型腿O型腿，这种腿型问题虽然在外观上发生了变化，但是骨骼本身并没有弯曲，而是软组织失衡导致的下肢力线的变化。

19 调正下肢力线，除了手术还有其他办法吗

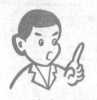

> 功能锻炼是改善疼痛的法宝，更是膝关节炎患者的福音。

许多人错误地认为，力线偏斜只能通过手术矫正。然而，现在有一种全新方法，借助中医三联铍针与功能锻炼，也能实现力线的完美调整。

膝关节置换手术的目标之一就是恢复下肢力线的中立位，以保持膝关节内外侧的均衡受力，延长人工关节的寿命。实际上，中医三联铍针结合功能锻炼也能达到力线调整的效果，且已在临

床上取得了许多成功案例。

许多患者纷纷证实，通过中医三联铍针与功能锻炼，他们成功消除了过去的 O 型腿，腿部逐渐变得笔直起来。

这种力线调整方法依靠中医三联铍针松解软组织并结合患者主动的功能锻炼来实现。通过这一治疗，许多患者的力线偏斜得到了 5°～10° 的改善。虽然看似微小的变化，却能在很大程度上减轻患者的疼痛，使他们能够更加轻松自如地行走。更重要的是，这种改善极大地提升了患者的信心和幸福感。

20 ▸ 骨质疏松的信号是什么

一个人的认知越高，对疾病就看得越透。看透了，疼痛就不怕了。

骨骼是一种活的组织，它不断地分解和重建，就像一座永不停工的工厂。但是，如果这座工厂出了问题，如分解速度超过了重建速度，那么你的骨骼就会变得脆弱和疏松，这就是骨质疏松症。

骨质疏松症是一种常见的骨骼疾病，它会增加发生骨折的风险，尤其是在髋部、腕部或脊柱。骨质疏松症可以影响任何人，而女性（特别是绝经后的女性）、老年人更容易患上。

如何知道自己是否有骨质疏松症呢？以下信号可以提醒你注意。

你是否经常感到全身乏力，无论是运动还是休息，都难以恢复精力？

你是否经常遭受关节或脊柱的疼痛，甚至影响了你的活动能力？

你是否发现自己的身高在缩水，或者背部出现了弯曲？

如果你有以上任何一种情况，并且年龄在 40 岁以上，那么你最好去医院检查一下。通过 X 射线或其他影像学方法测量你的骨密度（每单位体积的骨量），从而判断你是否有骨质疏松症。如果确诊为骨质疏松症，不要灰心，有以下方法可以帮助你保护和增强骨骼。

增加钙和维生素 D 的摄入。这两种营养素对于骨健康至关重要。你可以从低脂奶制品、深绿色蔬菜、带骨的罐头鱼等食物中获取钙，也可以从阳光、蛋黄、肝脏等食物中获取维生素 D。如果需要，还可以服用钙和维生素 D 的补充剂。

坚持适当的运动。运动可以刺激骨生成，增加骨密度和肌肉力量，改善平衡和姿势，预防跌倒和骨折。最好选择一些负重运动和耐力运动，如走路、跑步、跳舞、举重等。

避免不良的生活习惯。过度喝酒和吸烟都会损害骨健康。尽量控制每天的饮酒量，并尽量戒除吸烟。

服用药物治疗。根据你的具体情况，医生可能会开一些药物来减缓或阻止骨质流失，或者促进新骨形成。由于这些药物有不同的作用机制和不良反应，所以要按医嘱服用，并定期复查。

记住，骨质疏松并不是不可逆转的。只要及时发现并采取有效措施，你就可以保持健康和活力的生活！

21 ▶ 腿抽筋到底是什么原因

腿抽筋是一种令人痛苦的现象，但它的原因并不单一。除了缺钙，还存在其他多种可能性，让我们来揭开其中的秘密。

肌肉疲劳。过度使用肌肉或长时间保持某个姿势会导致肌肉疲劳，引发腿部抽筋。这种情况常见于剧烈运动后或长时间站立、行走后。

水电解质失衡。低钾、低钠、低镁等电解质异常可能引发腿抽筋。这通常与饮食不均衡、过度出汗、药物不良反应或慢性疾病有关。

神经压迫。腰椎间盘突出、腰椎管狭窄等脊柱退变性疾病可导致神经根受压，引发腿部抽筋。这种情况通常伴随着腰部疼痛或腿部放射痛。

寒冷刺激。腿部长时间暴露在寒冷环境中，或者在睡觉时不保暖，也可能引发腿抽筋。寒冷刺激使血管收缩，血液循环减少，肌肉供氧不足，容易发生抽筋现象。

药物不良反应。某些药物，如利尿剂、抗高血压药物等，可能影响电解质平衡，增加腿部抽筋的风险。

缓解腿抽筋的方法包括适度休息、肌肉拉伸、保持适当的水电解质平衡、保持温暖等。如果腿抽筋频繁或持续时间较长，建议咨询医生并进行详细检查，特别是与脊柱相关的症状。

22 中老年人补钙的七大信号是什么

中老年人的骨质疏松是一个普遍的问题，而补钙是预防和管理骨质疏松的关键。以下是七个常见的信号，可能表明中老年人需要补钙。

持续疲劳和无力感。即使在休息充足的情况下仍感到疲倦和乏力，这可能是身体缺钙所致。补钙可以提供能量，支持身体正常的代谢和功能。

骨关节容易抽筋。频繁出现骨关节抽筋的情况可能是缺钙的表现。钙是维持肌肉和神经功能的重要营养素，缺钙会导致肌肉痉挛和抽筋。

腰酸背痛。骨质疏松引起的脊椎压缩性骨折或退行性变可以导致腰酸背痛。补充足够的钙可以帮助维持骨骼健康，减少骨折的风险。

明显的驼背。骨质疏松导致骨骼变得脆弱，脊柱弯曲，使

得中老年人容易出现驼背的现象。及早补钙有助于保持骨骼的正常结构和稳定性。

身体萎缩。骨质疏松会导致骨质减少骨骼变短，使中老年人身高明显下降。补钙有助于维持骨骼的密度和强度，减缓身体萎缩的过程。

食欲衰减和消化不良。缺钙可能导致食欲不振和消化问题。钙是维持消化系统正常功能所必需的，补充足够的钙可以改善食欲和促进消化。

牙齿松动。缺钙会影响牙齿的健康和稳固性，导致牙齿松动。补钙有助于保持牙齿的牢固性和口腔健康。

23 ▶ 中老年人的旅游膝是什么

在享受旅行的美好时刻中，中老年人常常面临一个被忽视的健康风险：旅游膝。这一术语指的是中老年人在旅游期间膝部发生的损伤，通常是在已经存在退变、变性或陈旧性损伤的半月板基础上，进一步受损而出现明显的临床症状。"旅游膝"还可能伴随韧带损伤、髌股关节炎、滑膜皱襞综合征、骨性关节炎、软骨损伤等多种问题。

中老年旅行者由于年龄等因素，膝关节已经较为脆弱。而在旅行期间，他们往往面临长时间的行走、爬山、跋涉等活动，使得膝关节承受更大的压力和负荷。如果膝关节已经存在问题，这些活动可能会进一步损伤关节组织，导致疼痛、肿胀和功能障碍。

然而，"旅游膝"往往被忽视或低估，中老年旅行者的膝关节问题常常对"旅游膝"缺乏预防意识和了解，因此在旅行中容易发生损伤，导致美好的旅行经历变成痛苦的回忆。

为了保护中老年旅行者的膝关节健康，预防旅游膝的发生，我们需要加强宣传和教育。中老年旅行者应该提前了解自己的膝关节状况，如有必要，寻求医生的建议和评估。同时，在旅行中要注意合理安排活动，避免长时间过度行走或过度运动。合理的休息、适度的运动和正确的姿势都是保护膝关节的关键。

24 ▶ 什么是跑步膝

对于经常跑步的人来说，他们可能会担心患上跑步膝。但是在临床实践中并没有"跑步膝"这个概念。如果感觉到不适，一般可能是软骨损伤、肌腱末端病、滑膜炎、髂胫束损伤等导致的问题。事实上，只要运动量得到适度控制，跑步很少会导致损伤。在任何运动中，适度是关键，总结起来就是四个字：量力而行。

当然，这并不意味着跑步完全没有风险。跑步是一种高冲击性的活动，对膝关节和其他关节都会有一定的压力。但这并不意味着每个跑步者都会患上膝关节问题。实际上，很多跑步者能够通过正确的训练方法、适当的休息和恢复措施，保持健康的膝关节和良好的跑步表现。

因此，重要的是采取适当的预防措施和良好的训练方法来保护膝关节健康。这包括选择合适的鞋子、控制跑步里程和强度、逐渐增加训练量、加强核心肌肉和下肢肌肉的锻炼，以及注意身体的信号和疼痛的出现。

25 ▶ 常年跑步到底伤不伤膝盖

几乎所有跑步的人都会被人问道："总是这么跑，膝盖受得了吗？"我自己也是常年跑步，这样的话的确经常听到。

首先要说一点，跑步和马拉松不是一回事。马拉松是一项极限运动，的确不适合所有人。而普通人说的跑步，一般是 5 千米、10 千米这样的长跑。事实上，"跑步不伤膝盖"这个事情早有定论，国际很多权威运动医学期刊多有报道。然而，各种各样的膝盖伤病，依旧会出现在跑步训练和比赛中。医学界著名的《关节护理和研究》杂志，刊发了一份关于跑步与膝盖的实验研究报告。实验中，研究人员长期跟踪 2637 名参与者在运动中膝盖的损伤程度。在收集了所有参与者的膝盖情况之后，研究人员得出结论：长期跑步的人膝盖受伤风险和劳损程度远不及参与其他运动或者不运动的对照组。

那么，跑步为什么会出现疼痛？

实际上，疼痛是身体发出的警报信号，意味着肌肉的能力跟不上跑步的要求，需要进行调整。如果忽视疼痛信号，继续跑步，就会导致膝盖受伤。说到底，还是肌肉问题，因为膝盖的劳损程度和膝盖周围的肌肉有着密切联系，如果可以尽早通过运动强化膝关节与肌肉力量，那么膝盖衰退的速度就会大大减慢。

总结一下，跑步相关的膝盖受伤风险是完全可控的，其中最关键的原因在于膝盖周围的肌肉不够强大，无法保持稳定。所以无伤跑步的关键，一是控制强度，二是强化肌肉力量。

小知识

无伤跑步的关键是什么

跑步过程中，保护膝盖是至关重要的。下面是几个关键策略，让你在跑步中避免受伤，尽情畅享奔跑的乐趣。

优化跑姿。注意跑步时的姿势非常重要。确保落点位于重心的下方，大约在前半掌的位置，并且落地时膝盖微曲。保持较高的步频，建议每分钟 180 次以上，这样能够让双腿受力均匀，高效而安全。

做好热身。热身对于减少跑步时的膝关节问题至关重要。建议进行膝关节的屈伸运动，有助于促进关节滑液分泌，提高关节的润滑性。避免过度的膝盖环绕动作，以免增加膝关节的压力。

　　强化肌肉力量。力量训练是预防跑步损伤的关键。特别推荐加强臀部和腿部肌肉的锻炼。坚实的肌肉力量可以保持良好的运动形态，减少运动损伤的风险。

　　逐渐增加跑步量。在跑步中逐渐增加距离是很重要的。新手建议从 3 ~ 5 千米开始，循序渐进地增加跑步里程。这样能够给身体足够的适应和恢复时间，避免过度训练引起的问题。

　　无伤跑步是一项持久而健康的运动，通过采取正确的姿势、充分热身、强化肌肉力量和逐渐增加跑步量，你将享受到跑步带来的益处，同时减少膝关节的负担。

26 ▶ 为什么说下山毁膝盖

　　爬山是一项受欢迎的户外运动，但下山过程却对膝关节构成挑战。在下山时，膝关节要承受比上山时更大的压力。这是因为在下山时，除了身体重量外，膝关节还要应对下行冲击力的叠加，这可能导致髌骨、半月板和关节面的摩擦加剧，增加膝关节受伤的风险。

　　下山时的冲击力主要源于重力的作用，尤其是在陡峭或不平坦的地形上更为明显。这种冲击力会使膝关节承受较大的压力，容易引发膝关节疼痛、半月板损伤和软骨磨损等问题。

通过一些简单的保护技巧，我们可以降低下山对膝关节的损伤风险。以下是一些建议。

选择合适的鞋子：选择具有良好缓震和支撑性能的登山鞋，可以有效减轻冲击力对膝关节的影响。

控制下山速度：避免急速下坡和长时间连续下坡，适当调整步伐，减缓速度，以减少冲击力的作用。

使用登山杖：使用登山杖来分散身体重量和减轻膝关节的负担。正确使用登山杖可以提供额外的稳定性和支撑，减少关节受力。

加强腿部肌肉：通过锻炼大腿前后肌群，特别是股四头肌，可以增强膝关节的稳定性和抗压能力。

休息和适度训练：合理安排行程，在下山过程中适时休息，避免连续过度负荷膝关节。

保持体重合适：控制体重在正常范围内，减轻膝关节的负担。

所以，了解下山对膝关节的压力以及采取适当的保护措施是保护膝关节安全的关键。通过正确的装备选择、控制下山速度、使用登山杖、锻炼腿部肌肉等方法，我们可以最大限度地降低受伤的风险。

27 什么是骨挫伤

骨挫伤，是一种近似骨折但又不完全相同的骨损伤。想象一下，当你的骨头遭受外力撞击时，表面会出现毛茬、小坑，但并未形成真正的骨折。这就是骨挫伤的特征。尽管没有明显的骨裂或骨折线，但病变区域仍会出现流血、水肿和微小骨小梁断裂等现象。然而，骨挫伤往往是一种隐匿性的骨损伤，在常规 X 线和 CT 检查中经常难以显示骨挫伤的情况，尤其是早期和轻微的损伤，容易导致漏诊或误诊。此时，核磁共振成为最敏感的影像学方法，能够显示骨髓水肿，为骨挫伤的确诊提供重要帮助。

骨挫伤常常被忽视，但它并不无害。虽然没有骨折严重，但骨挫伤仍可能引起疼痛、不适和功能障碍。如果未及时诊断和治疗，骨挫伤可能进一步发展为骨折或其他并发症，给患者带来更多的痛苦和困扰。

28 什么是开链运动

开链运动，即开放运动链，是指邻近身体部位彼此相连的一系列动作。这些运动链包括骨盆、大腿、小腿和脚等部位的连接。而开放运动链则强调运动链的末端能够自由活动。最典型的例子就是坐在椅子上，进行反复抬腿的动作。

开链运动注重整个身体的协调和平衡，通过自由活动的末端部位，让能量得到释放，激发全身的力量。这种运动方式能够有效地锻炼肌肉、提高灵活性和身体控制能力，同时增强核心稳定性和身体的整体协调性。

开链运动的好处不仅限于局部肌肉的锻炼，它还可以改善姿势和身体对称性，增加关节的灵活性和稳定性，减少运动损伤的风险。此外，开链运动还能促进血液循环、增强心肺功能，对于身体的整体健康和健美效果也有显著的提升。

29 ▶ 什么是闭链运动

闭链运动，即封闭运动链，是指运动链的末端固定不动的一系列动作。在闭链运动中，末端部位与地面或其他固定支撑物保持接触，不自由活动。典型的例子是进行反复蹲起的动作，其中脚部是固定不动的，而大腿前面的股四头肌需要发挥较大的力量来控制身体完成下蹲动作。

闭链运动注重整个身体的稳固和协调，通过固定末端部位，增强肌肉的力量和稳定性。这种运动方式可以有效地锻炼肌肉群，提高身体的功能性，并增强身体的核心稳定性和平衡能力。

闭链运动的好处不仅局限于肌肉的锻炼，它还能够增强关节的稳定性，提升身体的控制能力，减少运动损伤的风险。闭链运动还能够增强骨骼的密度，改善身体姿势和对称性，提高身体的功能性和运动效率。

通过闭链运动，我们可以稳固力量，打造完美的身体。

30 什么是关节腔注射？有哪些风险

关节腔注射是一种将药物直接注射到关节腔内的治疗方法，通过这种方式，药物能够直接作用于疼痛发源的位置，迅速消除炎症刺激，缓解肌肉紧张，改善血液循环，防止疼痛的发生和发展。

常见的关节内注射治疗药物之一是透明质酸钠，它能够为关节提供营养，起到润滑关节的作用。此外，激素药物如曲安奈德也常用于止痛和消炎。这些药物在短期内能够迅速缓解疼痛，但并无长期治疗效果。因此，关节腔注射通常作为临时措施使用，不建议长期依赖。

关节腔注射的优点在于药物直接作用于病变区域，迅速消除炎症刺激，改善局部症状。它能够阻断病理反射的发生和发展，减轻肌肉紧张和痉挛，促进局部血液循环。然而，反复注射可能会增加关节感染的风险，激素药物也可能对关节组织产生不良影响，因此需要谨慎使用。

31 ▶ 什么是封闭疗法

封闭疗法，也被称为局部封闭，是一种源自局部麻醉的治疗方式。通过局部麻醉药和激素混合液注射到痛点部位，起到消炎止痛、缓解痉挛的作用。常见的膝关节炎、腱鞘炎等急性或慢性软组织损伤、非化脓性炎症都可以采用封闭疗法。

需要注意的是，封闭治疗属于有创治疗，不应作为首选的治疗方法。尽管它的治疗效果显著，但由于激素的不良反应，频繁进行封闭治疗可能导致局部软组织粘连和变性，并对功能康复锻炼产生负面影响，甚至可能出现后遗症。因此，封闭治疗创面虽小，但需要经验丰富的医生来判断，并严格掌握适应证。保持对封闭治疗的正确认知，为自己选择最合适的疼痛缓解方式。

我们必须认识到，封闭疗法是一种治标不治本的方法，需要慎重考虑后再选择使用。

封闭疗法本质上是通过注射激素来达到抑制炎症的效果。如果关节周围的软组织受损，警报器响起，封闭疗法就相当于迅速关闭警报器，去除炎症信号，从而缓解疼痛。由于我们没有找到引起炎症的根本原因，炎症很快会复发。

封闭疗法只是治标的手段，仅仅控制了疼痛症状，而没有解决病因。封闭疗法的迅速效果和便利性使其受到欢迎，但激素药物的使用也存在风险。因此，医生应综合考虑患者的具体情况，并充分告知患者封闭治疗的风险。

32 封闭疗法有哪些禁忌情况

封闭治疗的核心是局部注射激素，它的使用可能会有不良反应，其中最常见且明显的不良反应是肌腱断裂和脂肪萎缩。此外，封闭治疗还可能导致体形改变、向心性肥胖、皮肤多毛、降低人体的抵抗力，延缓伤口愈合，并增加患高血压、糖尿病等疾病的风险。过于频繁的封闭治疗容易引发这些不良反应，甚至可能比骨关节炎本身更严重，并加重疾病的病情。因此，激素的使用必须谨慎，不能滥用。此外，封闭治疗的止痛作用也是有限的。

在选择是否进行封闭治疗时，医生需要综合考虑患者的具体情况，并充分告知患者封闭治疗的风险和局限性。封闭治疗应该作为最后的选择，仅在其他治疗方法无效或不适用时才考虑使用，并在医生的严密监控下进行。

33 局部注射和封闭治疗是一回事吗

局部注射和封闭治疗并非同一概念，尽管在过去的医疗实践中封闭治疗是最常见的局部注射方式，但我们不能简单地将局部注射等同于封闭治疗。事实上，局部注射是有着更广泛的应用领域的治疗方法。

封闭治疗只是局部注射的一种治疗方式，常用于疼痛部位的激素注射，以缓解炎症和止痛。肌肉注射抗生素、接种疫苗、注射造影剂等情况，我们也称为局部注射。甚至在肿瘤治疗中，局部注射也有其特定的应用。

因此，我们要纠正这种误解，认识到局部注射远比封闭治疗更加多样化和广泛应用。不同的疾病和治疗目标可能需要不同类型的局部注射方法。在医疗决策中，医生会根据病情和治疗需求选择适当的局部注射方式，以最大限度地提高治疗效果。

34 膝关节打玻璃酸钠，有用吗

打玻璃酸钠是为了补充关节内润滑液而进行的一种治疗。玻璃酸钠是关节中正常的成分之一。正常情况下，膝关节能够自行分泌玻璃酸钠，但随着年龄增长和骨关节炎的发生，这种分泌机制会减弱或消失，导致关节润滑减少。因此，需要通过人工注射一定量的玻璃酸钠来补充润滑液，以达到润滑关节的目的。

然而，国际上的最新临床指南并不推荐使用关节内注射玻璃酸钠类药物进行治疗。尽管如此，国内的医学界在一定程度上仍然推荐关节内注射玻璃酸钠，因为这种药物本身不良反应较小，只要注意无菌操作以避免感染，它可能会在短期内产生一定的润滑效果。在考虑使用关节内注射玻璃酸钠时，应该慎重权衡短期效果和潜在风险，并咨询专业医生的意见。

打玻璃酸钠是一种治疗关节问题的常见方法，在接受这一治疗前，有两个重要的注意事项需要牢记。

首先，找准注射部位至关重要。只有正确的注射部位才能确保疗效立竿见影，错误的注射部位可能导致药物效果不佳或无效。因此，寻求专业医生的指导和操作至关重要。

其次，正确操作是保证治疗成功的关键。在接受玻璃酸钠注射治疗时，患者务必选择正规医院进行治疗，以确保无菌操作，避免发生感染。无菌操作是注射过程中的基本要求，它能有效减少感染的可能性，保证治疗的安全性和有效性。

此外，患者在接受注射治疗前应主动与医生沟通，了解治疗的详细过程和可能出现的风险，以便做出明智的决策。同时，遵循医生的建议和指导，按照规定的剂量和频次接受治疗，不可随意增减剂量或频率。

35 消炎止痛药能不能长期吃

在治疗膝关节炎时，消炎止痛药是常用的药物之一。然而，长期服用消炎止痛药可能会引发多种不良反应，因此需谨慎使用。

胃肠道不适：消炎止痛药常常引起胃肠道不适，如恶心、呕吐等。在老年人、长期用药或有胃病史的患者中，还可能导致消化性溃疡和消化道出血。这是因为该类药物抑制了前列腺素的生成，而前列腺素对胃黏膜有保护作用。

肾脏损害：长期使用消炎止痛药可能导致肾脏损害。这是由于药物的作用使肾动脉收缩，导致肾血流量减少，进而对肾脏产生损害。

心血管风险：该类药物具有收缩血管的作用，长期使用可能导致血压升高。此外，消炎止痛药还可能增加心肌梗死和中风的风险，尤其对于已经存在心血管疾病或有心血管疾病危险因素的患者更为明显，这种风险可能具有致命性。

因此，在使用消炎止痛药时，患者应谨慎对待。避免长期使用，应根据医生的建议和指导控制用药时间和剂量，尽量减少药物带来的不良反应。同时，患者还应定期监测胃肠道、肾功能和心血管健康情况，以确保用药安全。

36 做了膝关节置换手术，为什么还会疼

虽然关节置换手术在治疗严重膝关节问题方面非常成功，但仍然有部分患者在手术后经历一定程度的关节疼痛。这一现象是目前的医学难题，原因如下。

首先，手术后的疼痛可能与髌骨轨迹异常、股骨侧的旋转问题等有关，这些因素可能会影响到疼痛程度。其次，关节置换术后需要较长的恢复期，伴随着一段时间的疼痛期。尽管术后疼痛

存在，但相较于手术前的疼痛而言，疼痛程度通常较轻。在术后1～3个月的恢复期内，患者通常需要口服消炎药和止痛药等药物来缓解疼痛。物理疗法，如局部热敷和冰敷也可用于减轻关节疼痛。在某些情况下，中枢性镇痛药也可以帮助缓解疼痛问题。

虽然关节置换手术后的疼痛可能令人困扰，但大多数患者仍然能够通过医疗和康复措施逐渐缓解疼痛，恢复正常生活。与手术前相比，手术后的疼痛程度通常是可以接受的。

37 ▶ 膝关节置换手术多久才能恢复

膝关节置换术是一种治疗严重膝关节炎或创伤的有效手段，它可以帮助患者恢复膝关节的功能，提高生活质量。然而，有些患者在手术后却发现膝关节还是疼痛不已，甚至比手术前更糟。可能有以下几种原因。

手术创伤。膝关节置换术是一种大型创伤性手术，它需要切开皮肤、肌肉、韧带等组织，切除受损的骨头和软骨，植入人工假体等。这些操作都会引起组织的损伤和炎症反应，导致术后疼痛。这种疼痛通常在术后3个月内逐渐减轻，并随着伤口的愈合和功能的恢复而消失。

感染。感染是造成膝关节置换术后持续性疼痛的最主要原因。感染可以发生在切口部位或深部组织，甚至影响到假体本身。感染不仅会引起剧烈的疼痛，还会导致红肿、发热、流脓等严重的并发症。感染的风险因素包括高龄、营养不良、肥胖、激素使用、皮肤溃疡、术前住院时间过长以及内科合并症的存在（如类风湿关节炎、糖尿病等）。

假体松动或磨损。假体是用金属和塑料制成的人工部件，它们虽然很耐用，但随着时间的推移可能会出现松动或磨损。如果出现这些情况，可能需要再次进行手术以置换松动或磨损的部件。假体松动或磨损的原因可能与假体本身的质量、外科医生的技术水平、患者的身体条件和活动水平等有关。

面对膝关节置换术后的疼痛，有以下对策。

做好围手术期的镇痛管理。多模式镇痛被认为是缓解膝关节置换术后疼痛的理想方案。包括使用口服抗炎药以及止痛药等药物治疗；局部注射麻醉剂或神经阻滞；物理治疗如冰敷、电刺激等；心理治疗如放松训练、催眠等。

预防和控制感染。在手术前要做好皮肤清洁和消毒；在手术中要遵循无菌原则；在手术后要按时更换敷料和抽取引流液；根据医嘱使用抗生素等药物。如果出现感染迹象要及时就医。

积极参与康复训练。在手术后要尽快从床上坐起，并在物理治疗师的指导下使用拐杖或助行器行走；按时做一些增强膝关节稳定性和灵活性的运动；避免高冲击力活动，如慢跑和跳跃等；保持合理的体重和饮食。

总之，膝关节置换术后还会有一定程度的正常生理性反应或功能性反应的轻度到中度不适感，但如果出现持续性或加重性的剧烈疼痛，则需要及时就医排查是否有异常情况，并采取相应措施。

38 ▶ 为什么跑步机不是理想的锻炼方法

在跑步机上进行锻炼容易引起膝关节问题，这是值得我们关注的。主要有以下几点原因。

缺乏变化。跑步机上的运动是单调和一致的，地面的坚硬性质限制了膝关节的缓冲和吸收能力。这使得膝关节长时间处于相同的冲击和压力状态，增加了关节软骨的磨损风险。

不自然的运动。跑步机上的跑步姿势与户外跑步姿势有所不同，因为你需要适应跑步机的速度和节奏。这可能导致身体姿势的改变，使膝关节承受更大的压力和不适。

缺乏协调性训练。跑步机是一种被动的运动方式，它不会有效地锻炼肌肉的协调性。良好的肌肉协调性对于保护膝关节和减轻负荷压力非常重要。

虽然跑步机对于某些人可能是唯一的选择，如天气恶劣或无户外跑步场地的情况；但对于那些关注膝关节健康的人来说，有其他更友好的锻炼方式可供选择。

代替跑步机锻炼的选择包括以下几种。

室内自行车：室内自行车提供了无冲击的有氧运动，对膝关节的压力较小。

水中运动：水中运动可以减轻身体的重量和对关节的冲击，提供了良好的肌肉锻炼和有氧效果。

散步或快走：对于膝关节来说，较低的冲击力使散步或快走成为较为安全和可持续的有氧锻炼方式。

最重要的是，无论选择何种锻炼方式，正确的姿势和适度的强度都是关键。在开始任何锻炼计划之前，最好咨询专业医生或教练的建议，以确保你选择的运动方式对你的膝关节健康是安全适合的。

39 膝盖疼痛适合跳广场舞吗

膝盖疼痛肿胀可能是由多种原因引起的，如骨性关节炎、类风湿关节炎、滑膜炎等。对于是否可以继续跳广场舞，需要根据个体情况进行评估，并进行适度调整和观察。

首先，建议咨询医生或到专业的医疗机构进行检查，以明确膝盖疼痛的具体原因和病情严重程度。医生会根据你的情况给出更具体的建议和指导。对于轻度的膝盖疼痛和肿胀，可以考虑适度减少跳舞的时间和强度，给予关节足够的休息时间。同时，注意保持良好的姿势和动作技巧，避免过度负荷和剧烈的运动。

此外，要密切观察膝盖疼痛的反应。如果在减量后疼痛有所缓解，并且没有明显加重的趋势，那么适度的广场舞可能是可行的。但如果疼痛仍然持续或加重，建议暂时避免跳舞，以免进一步损伤膝关节。

值得强调的是，即使膝盖疼痛，也不建议完全停止运动，因为适度的活动对膝关节是有益的。可以选择一些低冲击性的运动，如散步、游泳或静态锻炼，以保持关节灵活性和肌肉力量。

40 ▶ 膝盖受伤后，能不能做瑜伽

当身体受伤时，无论是哪个部位，剧烈活动都是不可取的，这是大家都知道的常识。膝盖同样如此，受伤需要修复，而修复需要时间。以往的做法是完全静养，待完全康复后再进行活动。然而，近期的研究发现，适度的活动可能比完全静养效果更好。这是因为我们的关节天生就是为了运动而设计的，所以适度的活动是可行的。

瑜伽是一种注重身体拉伸和伸展的运动，同时改善人们的生理、心理、情感和精神状况，实现身体、心灵和精神的和谐统一。适度的瑜伽练习对膝盖受伤后的康复非常有益。通过适当的伸展和拉伸，可以帮助恢复膝盖关节的灵活性和稳定性，促进血液循环，减轻疼痛和炎症。此外，瑜伽还能改善身体的平衡性和核心

力量，提升身体的稳定性，有助于预防未来的膝盖损伤。

需要注意的是，在膝关节受伤后，进行瑜伽时要适度。关键是要减少练习的强度。同时，要用心感受动作对身体的反馈和变化，并及时调整。这样既能享受运动的乐趣，又能保护身体避免发生意外的损伤。

41 太极拳健身需要注意哪些方面

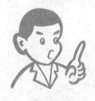

面对疼痛，你越放松，就越有力量。能够把你从疼痛这个坏蛋里拽出来的从来不是天降神兵，而是你内心的平静和力量感。

太极健身需要注意以下五个方面。

寻求专业指导：初学者最好找一位经验丰富的太极拳教练进行指导。他们能够教授正确的姿势、动作和呼吸方法，并帮助我们纠正错误的习惯。专业指导有助于建立正确的基础，避免不良的运动习惯。

注重内外调和：太极拳注重内外调和，即在动作的柔和流畅中保持内心的平静和放松。重点放在整个身体的协调和统一上，而不是过分追求单个动作的完美。保持身体的放松和呼吸的稳定，以帮助提高身体的流动性和灵活性。

循序渐进：学打太极拳，切勿急于求成，应循序渐进地学习和练习。从简单的动作开始，逐步增加练习的时间和强度，让身体逐渐适应并提升。

保持平衡和稳定：太极拳的动作注重身体的平衡和稳定。在练习时要确保站姿稳定，重心平衡。要特别注意膝盖的保护，避免过度弯曲或扭转，以免造成膝关节的不适或受伤。

尊重个体差异：每个人的身体状况和能力不同，要尊重自己的身体，不要盲目追求高难度动作或超出自己能力范围的练习。逐渐挑战自己，但要根据个人情况适度调整练习内容和强度。

总而言之，正确打太极拳需要专业指导、注重内外调和、循序渐进、保持平衡和稳定与尊重个体差异。

什么是太极蹲

太极蹲是太极拳中常见的一种下蹲动作。它在太极拳练习中起到稳定身体、增强下肢力量和培养身体平衡的作用。太极蹲要求身体放松、呼吸平稳，以柔和的动作下蹲到舒适的深度，并保持平衡和稳定的姿势。

对于中老年人来说，太极蹲可能具有一定的挑战性。由于年龄和身体状况的差异，有些人在练习太极蹲时可能会感到困难和不适。不正确地练习太极蹲或过度用力，可能会给膝关节带来不必要的压力，导致疼痛或肿胀。因此，在练习太极蹲时，中老年人应该注意以下几点。

循序渐进： 初学者应该从较浅的下蹲角度开始，逐渐增加深度。不要急于求成，要给身体足够的时间适应和逐步增强。

注意身体姿势： 保持身体的平衡和稳定，重心均匀分布在双腿上。膝盖要轻轻弯曲，不要超过脚尖的位置。避免过度扭转或过度用力，以免给关节造成过大的压力。

调节呼吸： 在太极蹲的过程中，要保持深呼吸和放松。用鼻子缓慢吸气，口鼻一起缓慢呼气，让呼吸与动作相协调，有助于放松身体和增强稳定性。

尊重个体差异： 由于每个人的身体状况和能力不同，所以在练习太极蹲时要尊重自己的身体限制。不要强迫自己完成过高难度的动作，根据自己的舒适程度来调整练习的强度和幅度。

太极蹲是太极拳练习中常见的动作之一，但对中老年人来说，正确而适度的练习非常重要。遵循循序渐进、注意身体姿势、调节呼吸，并尊重个体差异，可以更好地享受太极拳的益处。

42 ▶ 膝盖真的喜欢跑步机吗

在近些年的健身潮流中，我们注意到健身房中发生的伤痛情况越来越多。负重深蹲、跑步机跑步等运动方式成为常见的健身项目，然而，这些运动对膝关节的影响却不容忽视。特别是那些具有爬坡功能的跑步机，对膝关节的磨损可能更加明显。此外，过度减肥也可能导致运动损伤。因此，我们要提醒健身房的训练者们保持警惕，注意膝关节的健康。

首先，负重深蹲等高强度训练对膝关节造成的压力较大，容易引发关节炎和软骨损伤。如果运动姿势不正确、负重过大或训练频率过高，将会加重膝关节的负担，增加损伤的风险。因此，在进行负重训练时，一定要选择适当的重量和正确的姿势，并控制好训练的频率和强度，以保护膝关节的健康。

其次，跑步机是一个常见的健身器械，然而，对于膝关节来说，它并不是最好的选择。特别是那些具有爬坡功能的跑步机，会给膝关节带来更大的冲击和摩擦，增加膝关节软骨的磨损风险。如果你已经有膝关节问题或者容易受伤，建议选择其他低冲击力的有氧运动（如游泳或骑自行车）来代替跑步机，减少膝关节的负担。

最后，过度减肥也可能对膝关节造成伤害。一些人为了追求快速的减肥效果，采取极端的节食和过度运动，这会导致身体的营养不良和肌肉无力，进而增加膝关节受伤的风险。因此，减肥时要选择科学合理的方法，保持均衡的饮食和适量的运动，避免对膝关节造成不良影响。

43 ▶ 膝盖弹响是怎么回事

膝盖的弹响声分为两种类型：生理性弹响和病理性弹响。

生理性弹响是一种正常现象，不必过于担心。当我们活动膝盖关节时，骨头和骨头之间的关节腔中存在少量水分、气体和滑液，这些元素会在活动中产生摩擦，从而导致关节发出轻微的弹响声。如果你只是听到弹响声，没有伴随疼痛和运动受限，那么这种弹响属于正常范围。它通常会呈现脆脆的声音。

然而，当膝盖弹响伴随着疼痛，建议及时就医进行检查。这可能是病理性弹响的表现，意味着膝盖出现了问题。病理性弹响可能是由软骨磨损、关节不稳定、韧带损伤等引起的。

要判断膝盖弹响是生理性还是病理性，最好的办法是咨询专业医生。医生会通过详细的病史询问、体格检查和必要的影像学检查来评估膝盖的状况。这样可以确定是否存在膝关节疾病，并采取相应的治疗措施。

44 ▶ 膝盖痛，坚持泡脚有用吗

对膝关节炎的患者来说，泡脚是一个非常好的保健方法，泡脚能够舒筋活络，缓解疼痛，改善关节的功能。中老年人患骨关节炎，总的来说是血液循环不好，即中医所说的血脉不通，通过泡脚不仅可以改善下肢的血液循环，还可以散寒、去湿，对膝盖疼是非常有好处的。大家可以在泡脚水里放上三七、红花、艾叶、生姜，这些药材具有温经、通络、散寒的作用，能很好地改善下肢的血液循环，对膝关节是一种保护。

此外，泡脚还可以放松脚踝的肌肉软组织，转一转脚踝，提高踝关节的灵活性。踝关节和膝关节的联系非常密切，许多膝关节炎患者膝盖不好，背后的原因就和踝关节的损伤有关。

如果大家坚持每天泡脚，尤其是冬天，这对膝关节来说是非常好的一个保护作用。

45 ▶ 膝盖扭伤后如何自我处理

膝盖扭伤是一种常见的运动损伤，在处理时，我们不能盲目自行判断，而是应根据扭伤的严重程度选择适合的治疗方法，以实现最快的康复效果。下面介绍几种常用的自我处理方法以有效应对膝盖扭伤。

一般治疗：扭伤后，首先要注意休息，减少对受伤部位的刺激。在休息时，可以抬高患肢，有助于血液回流，减轻肿胀的程度。

物理治疗：冷敷和热敷是常用的物理治疗方法。在受伤后的 48 小时内，使用冰袋进行冷敷，可以收缩血管、减轻炎症，缓解肿痛。而在 48 小时后，可以采用热水袋进行热敷，促进血液循环，加速肿痛消退。

药物治疗：非甾体类抗炎药（如双氯芬酸钠）是常用的治疗药物，能够有效缓解疼痛。此外，一些具有活血化瘀作用的中药也具有良好的效果。

手术治疗：对于严重的扭伤，如疼痛剧烈或伴有关节畸形和活动受限等情况，应及时就医进行进一步的影像学检查，明确损伤情况。对于韧带断裂或骨折等严重情况，可能需要进行关节镜手术或开放手术进行复位和固定。

总结而言，对于膝盖扭伤后的自我处理，正确的方法是根据扭伤程度选择适当的处理方式。通过一般治疗、物理治疗、药物治疗或手术治疗等方法，结合休息和适度活动，可以更快地恢复健康的膝关节。

46 ▶ 膝关节扭伤后是休息还是活动

膝关节扭伤后，绝对休息并不是最佳的选择。事实上，过度的休息会导致关节僵硬、肌肉萎缩、韧带松弛等问题，影响关节的稳定性和功能。因此，现代医学建议，膝关节扭伤后应该遵循 POLICE 原则，即保护、适当负荷、冰敷、加压包扎和抬高患肢。

POLICE 原则是在传统的 RICE 原则（休息、冰敷、加压包扎和抬高患肢）的基础上，增加了一个重要的环节：适当负荷。

这是因为，在排除膝关节骨折脱位、严重韧带断裂的情况下，适度的负重活动能有效刺激患处愈合，促进血液循环和淋巴回流，减少水肿和炎症，增强肌肉力量和关节稳定性。

实施 POLICE 原则的具体步骤如下。

保护。在膝关节扭伤早期，应用合理的保护措施，如护膝、支具等，可以有效防止进一步的损伤，并减轻疼痛。保护并非一味地休息，而是应该合理地进行轻柔的活动。

适当负荷。在疼痛能够忍受的情况下，应该尽早开始适当的负荷活动，如行走、骑自行车、游泳等。负荷的强度和时间应该根据个人情况和医生指导进行调整，避免过度或不足。

冰敷。冰敷不仅能使一些小的破损血管闭合，减轻膝关节肿胀，还能在一定程度上减轻疼痛。一般单次冰敷 20 分钟左右，两次之间至少间隔 2 小时。冰敷时应该用毛巾包裹冰袋，避免直接接触皮肤。

加压包扎。可以用弹力绷带对膝关节加压包扎，也可以和冰敷结合起来，将冰袋敷于加压包扎后的膝关节上。加压包扎可以限制水肿和出血，并提供一定的支持，维持膝关节稳定。

抬高患肢。患肢抬高的高度至少超过心脏位置，为的是加速血液和淋巴液回流，可与冰敷、加压同时实施。肢体肿胀会延缓组织愈合，通过减少组织液渗出和下肢血流灌注，减轻患肢水肿。

47 护膝真的能保护膝盖吗

护膝只是一种辅助手段，它的作用并非适用于每一个人，而且正确使用非常关键。如果使用不当，护膝不仅无法保护膝盖，反而可能导致膝关节受伤。

护膝的作用相当于使用拐杖，它可以为关节提供额外的支撑和稳定性。然而，长时间依赖护膝就像长期使用拐杖，我们的肌肉逐渐变得懒惰、失去力量。这种肌肉的衰退可能导致肌力下降甚至萎缩，但是我们的膝盖却意识不到这一点，因为护膝为其提供了保护。一旦我们不再使用护膝，肌肉力量无法跟上膝盖的需求，膝盖就容易受伤。

因此，并不能单纯地依赖护膝保护膝盖，它只是一种辅助工具。正确的方式是适度使用护膝，并结合适当的肌肉锻炼，提高肌肉的力量和稳定性。这样，我们的膝盖才能得到真正的保护，减少受伤的风险。

48 什么情况需要用护膝

护膝的最常见使用情况是在发生急性损伤时。当膝关节急性损伤或进行手术、韧带修复后的一段时间，这些组织需要额外的保护时，我们才会选择佩戴护膝。护膝仅仅是一种特定时间段的非常保护措施，一旦组织损伤得到修复，就应该停止使用。所以，对于正常人群来说，并非每个人都需要护膝。

49 ▶ 氨基葡萄糖可以治疗膝关节炎吗

许多人曾抱着期待尝试口服氨基葡萄糖来缓解膝关节炎的症状，然而，根据 2015 年美国骨科联合会的治疗指南，氨基葡萄糖并不被推荐作为膝关节炎的治疗药物。这个结论是通过对大量的文献研究和综述得出的，它们认为口服氨基葡萄糖类药物并没有明显的疗效。同样，关节注射玻璃酸钠类药物也未能展现出显著的治疗效果。

虽然口服氨基葡萄糖在一些个案中可能会带来短期的疼痛缓解，但在整体上并没有被证实具有持久的治疗效果。因此，医学界对其效果持保留态度。研究表明，其主要成分葡萄糖胺在口服被机体吸收后会发生代谢，只有极小部分能够到达关节，而且药物在关节中停留的时间较短。这使得其治疗效果受到限制。

虽然氨基葡萄糖并不被推荐作为骨关节炎的治疗药物，但仍有部分人声称从中受益。这可能是因为个体差异、安慰剂效应或其他因素导致的。基于科学的临床证据，我们仍需保持理性和谨慎对待。

第二部分

病种知识

膝关节炎

01 什么是膝关节炎

膝关节炎，俗称老寒腿，实际上是一种常见的骨关节炎。它是由创伤、劳损和老化引起的退行性疾病。随着时间的推移，膝关节软骨逐渐退化，关节面受损并出现畸形，导致膝关节功能受限。膝关节炎的特点是关节退变引起的骨质增生和软骨磨损。绝大多数中老年人的膝盖疼痛来自这个原因。膝关节炎的主要症状是膝关节疼痛和活动受限，如走路时感到疼痛，上下楼梯不便。

膝关节炎之所以如此普遍，原因在于现代生活方式的改变。长时间久坐、运动不当、不正确的使用姿势以及过度使用，导致膝盖周围肌肉力量减弱，使得关节承受更大的负荷。同时，肥胖问题日益严重，过多的体重对膝盖产生了巨大的压力。这种不健康的生活方式，使得我们的膝关节感到疲惫和不适。

除了外伤造成的损伤，还有许多其他原因导致膝关节炎的发生，如髌骨软化、半月板损伤、滑膜炎、膝骨关节炎、膝关节韧带损伤等。

膝关节炎是一种常见的疾病，我们可以采取积极的措施来预防和减轻它的影响。保持适当的体重、进行适度的运动、正确使用关节、保持良好的姿势等，都是预防膝关节炎的重要措施。

02 怎么判断膝骨关节炎的严重程度

膝骨关节炎的严重程度可通过不同表现来判断，分为轻度、中度和重度三个阶段。

轻度骨性关节炎：表现为关节隐隐不适，尤其在受凉或过度劳累后疼痛加剧。膝关节可能感到僵硬，X射线显示轻微的骨质增生和硬化，但关节间隙正常。

中度骨性关节炎：表现为疼痛和僵硬更加明显。X射线显示明显的骨质增生、轻度关节间隙变窄以及少量骨赘形成。可能伴有轻度的膝内翻或膝外翻。

重度骨性关节炎：表现为严重的关节疼痛、活动受限和关节畸形，甚至可能出现严重的膝内翻或膝外翻。X射线显示关节间隙明显变窄，甚至出现骨头贴骨头的情况，即软骨已经磨损严重，露出了软骨下骨。

这些判断依据将帮助医生了解膝骨关节炎的严重程度，并制订个性化的治疗计划，早日缓解疼痛、改善功能。

03 治疗膝关节炎的核心知识点是什么

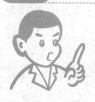

治疗中，谁愿意主动改变，接纳疼痛，理解疼痛，谁的效果就快。

膝关节炎是一种常见的关节退行性疾病，给很多人的生活带来了困扰。很多人认为膝关节炎就是膝盖软骨磨损，只能靠吃药或者做手术来缓解。其实，这是一个误区。膝关节炎不仅是软骨的问题，还是整个膝关节的问题，包括关节内外的各种结构和功能。而且，膝关节炎的疼痛和X射线检查结果的变化并没有直接的关系，有些人的检查结果很严重，却不怎么疼；有些人的检查结果很轻微，却很难受。这是因为膝关节炎的疼痛和中枢神经系统及局部神经系统的敏感性有关，每个人的感觉都不一样。所以，我们不能把膝关节炎当成一个无法治愈的绝症，而要用正确的方法来改善它。

那么，正确的方法是什么呢？根据中医和现代医学的理论和实践，我们可以总结出以下几个核心知识点和治疗原则。

核心知识点1：膝关节炎是一个老化的过程，不是一个疾病。我们不能把老化的膝盖当成敌人，想着除掉它。我们要认识到我们自身的潜能和力量，调动我们自身的修复力和适应力，让我们快速适应老化的变化，摆脱疼痛的困扰，恢复正常的行走能力，回到健康的状态。

核心知识点2：非药物治疗（三联铍针）是治疗膝关节炎的首选方法。三联铍针治疗分两步：一是刺激松解局部痛点和穴位，消除膝盖周围的粘连和炎症祛痛；二是纠正下肢的力线，平衡关节，延缓关节软骨的磨损。三联铍针治疗可以有效地减少膝关节炎的疼痛和活动受限，并且没有止痛药或者手术的不良反应。

核心知识点 3：积极主动的功能锻炼是治愈膝关节炎不可或缺的一环。功能锻炼包括三个方面：一是核心稳定能力，即提高身体中枢部位（背、臀、腹）的肌肉力量和协调性；二是姿势定向能力，即提高身体各部位（头、颈、肩、胸、髋、膝、足）之间相互配合和调整的能力；三是肌肉能力，即提高下肢肌肉（大腿、小腿、足）的力量和耐力。功能锻炼可以增强关节周围肌肉支持作用，减轻关节负担，改善关节活动范围。

核心知识点 4：生活方式调整同样很重要，要制定短期和长期的目标，定期找医生随访。生活方式调整包括控制体重、避免过度劳累、选择合适的鞋子和使用辅助器具等。制定目标可以帮助我们有计划地进行治疗和锻炼，并且及时评估效果和调整方案。定期找医生随访可以及时发现问题并得到专业指导。

以上就是治愈膝关节炎的核心知识点和治疗原则。如果你想摆脱膝关节炎的困扰，请务必牢记并实践这些内容。

04 膝骨关节炎需要做哪些检查

膝骨关节炎的主要检查手段是膝关节 X 射线检查和磁共振成像。这两个检查能为医生提供宝贵的信息，以评估疾病的严重程度和进展情况。

X射线检查是首选，它能清晰显示关节骨质增生的程度和位置。典型的关节炎表现为关节间隙变窄和骨赘形成。

磁共振成像则专注于膝关节软骨面和半月板的情况。通过磁共振成像，可以观察到关节软骨的破坏程度和是否存在半月板损伤。常见的磁共振表现为关节软骨变薄和关节积液等，这些结果对于骨关节炎的诊断至关重要。

通过综合分析X射线和磁共振成像的结果，并结合详细的体格检查和病史，医生能够准确评估膝骨关节炎的情况，并制定个性化的治疗方案。

05 ▶ 膝骨关节炎发生的原因是什么

膝骨关节炎的发生原因多种多样，以下是目前国内外研究发现的几种常见原因。

自身免疫学说。最近的研究表明，免疫调节在膝骨关节炎的慢性炎症过程中发挥了重要作用。在疾病的进展过程中，关节软骨逐渐磨损，导致软骨细胞和滑膜细胞受到刺激，引发膝关节局部的炎症反应，最常见的表现是关节积液肿胀和疼痛。

骨内压增高。骨内压增高与膝骨性关节炎密切相关。许多患者即使在休息时也会出现膝盖疼痛，被称为静息痛。其背后的原因是骨内压增高。在骨髓腔容积不变的前提下，骨血液动力学

改变导致内容物增加，从而增加压力，使得静脉内压逐渐升高，静脉回流受阻，静脉瘀滞，进而导致膝关节炎患者的骨内压升高。

内分泌紊乱。其中，肥胖是最常见的原因。此外，胰岛素抵抗和脂代谢紊乱促进炎性细胞因子的产生和释放，加重炎症反应。炎症引起血管损伤和血液回流阻力增加，导致膝关节软骨下骨微血管系统发生异常变化，最终导致膝骨性关节炎的发生。

生物力学平衡改变。生物力学平衡的改变会导致关节应力的变化。其中最重要的因素是下肢力线的偏斜，不正常的力线会引起关节软骨的损伤和退变，最终导致软骨细胞代谢紊乱。

06 几乎所有的中老年女性都有膝骨关节炎，为什么有的人没有疼痛症状

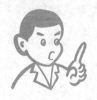

疼痛是一个不速之客，如果你不在意，它很快会走。但是如果你过分关注它，它就会彻底打乱你的生活。

一项国内调查结果表明，50 岁以上人群中约 80% 患有膝骨关节炎，60 岁以上人群的比例约为 90%，而 70 岁以上则几乎达到 100%。令人意外的是，只有 15% ~ 20% 的患者表现出明显的疼痛症状。这一结果颠覆了我们对膝骨关节炎的认识，因为疼

痛本身在个体之间的差异是很大的。

2020 年，国际疼痛学会对疼痛的定义进行了重大修改。根据最新的定义，疼痛是一种与实际或潜在损伤相关的不愉快感受和体验，或类似的经历。这一定义明确指出疼痛包含了生物因素、心理认知因素和社会因素这三个维度，缺一不可。并且，心理认知因素和社会因素在疼痛中往往扮演更为重要的角色。

换句话说，膝骨关节炎的软骨磨损并不必然导致疼痛。有些人虽然软骨磨损较轻，却会感受到严重的疼痛；而有些人即使软骨磨损较严重，却只有轻微的疼痛感。这种差异往往是由于个体在心理认知因素和社会因素上的不同所致。

每个人都有自己独特的感受和体验，而这也同样适用于疼痛。因此，我们不能简单地将疼痛归结为某种特定的生物因素，而是需要综合考虑认知和社会因素的影响。

这一观点为我们提供了新的视角，使我们更加了解膝骨关节炎及其疼痛的复杂性。通过综合考虑生物因素、心理认知因素和社会因素，我们可以更全面地理解和应对膝骨关节炎所带来的疼痛问题，从而提高患者的生活质量。

07 ▶ 膝骨关节炎的三个阶段是什么

膝骨关节炎是一种常见的关节疾病，它通常经历三个阶段，每个阶段都具有不同的特征和症状。以下是膝骨关节炎的三个阶段。

早期阶段。你可能偶尔会感到膝关节的疼痛和僵硬，但休息后往往会有所缓解。在这个阶段，你可以正常进行日常活动，膝关节没有肿胀或畸形的迹象。要注意的是，这个阶段是关注和采取措施的重要时期，早期的干预可以有效延缓疾病的进展。

中期阶段。膝关节疼痛会更加频繁和明显，起立、下蹲、上下楼梯等活动可能会引发关节痛，并且活动范围有轻微限制。此外，你可能偶尔会出现膝关节的肿胀。这个阶段需要更多的关注并制定出合理的治疗方案，以减轻症状和延缓疾病进展。

晚期阶段。膝关节疼痛将变得更为严重和持续，甚至在休息时也会感到疼痛。日常活动常常受到明显限制，你可能会很难进行一些简单的动作，如行走或上下楼梯。此外，膝关节可能出现内翻或外翻的畸形，或者出现骨性畸形的迹象。在这个阶段，积极的治疗和关节保护至关重要，以提高生活质量并减轻痛苦。

08 膝关节炎的危险因素有哪些

膝关节作为身体的重要承重关节，保护它的健康对于延缓膝关节寿命至关重要。以下是四个危险因素，应尽量避免，以保护膝关节的健康。

爬山、爬楼、爬坡。这些活动会给膝关节带来较大的负荷和摩擦，容易加速膝关节的磨损和损伤。尽量避免长时间进行这些活动，或者在进行时选择适度的斜度和强度，减轻膝关节的压力。

反复蹲起。反复和长时间的蹲起动作会加重膝关节的摩擦，增加关节软骨的磨损。如果需要蹲起，可以尽量减少蹲起的频率和次数，注意保持正确的姿势，避免对膝关节造成过大的负担。

过度肥胖。过重的体重会给膝关节带来沉重的压力，容易导致关节软骨损伤和炎症。控制好体重，通过健康的饮食和适度的运动，减轻膝关节的负担，有助于保护关节的健康。

耐寒保暖不足。寒冷的环境容易使膝关节变得僵硬和不灵活，增加受伤的风险。在寒冷的季节，要注意膝关节保暖，穿暖和合适的衣物，使用护膝保护关节，避免长时间暴露在寒冷环境中。

通过避免以上四个危险因素，你能够更好地保护膝关节的健康，延缓膝关节的寿命。关注膝关节的保护，为身体的稳健运动奠定坚实基础。让我们一起关爱膝关节，享受健康活力的生活！

09 ▶ 改善关节炎的六大方法是什么

关节炎是一种常见病症，给患者带来不适和疼痛。幸运的是，有多种方法可以改善关节炎的症状和减轻疼痛。以下是六大有效的方法。

调整饮食。饮食对关节健康至关重要。选择富含抗炎成分的食物，如鱼类、坚果、水果和蔬菜。同时，减少摄入高脂肪、高胆固醇和高糖的食物，因为这些食物可能引发炎症反应。保持适当的体重也对减轻关节负担至关重要。

适度运动。虽然运动可能会引起一时的不适，但适度的运动对关节炎的管理至关重要。选择低冲击力的运动形式，如游泳、瑜伽、骑自行车等，可以增强肌肉力量、改善关节灵活性，并减轻关节炎的症状。避免过度运动和长时间的负重活动，以免加重关节的损伤。

应对压力。情绪和心理状态对关节炎的影响不容忽视。应对压力和焦虑，保持良好的心态对关节炎的管理至关重要。尝试放松技巧，如深呼吸、冥想、音乐疗法等，有助于缓解压力和焦虑，促进身心的舒缓和平衡。

中医三联铍针治疗。三联铍针可以松解粘连和关节周围的筋结，疏通气血经络，重建关节筋骨平衡。

物理疗法。物理疗法，如按摩、热敷、冷敷等方法可以减轻关节疼痛和炎症，促进血液循环和关节的舒缓。寻求专业的物理治疗师指导，进行合适的物理疗法，以获得最佳效果。

药物治疗。在症状严重的情况下，医生可能会推荐药物治疗。非处方药，如非甾体抗炎药（NSAIDs）可减轻疼痛和炎症，但需要遵循医生的指导。对于严重情况，医生可能会考虑处方药物或其他治疗选项。

滑膜炎

01 ▶ 什么是滑膜炎

在疼痛科门诊，膝关节滑膜炎是一种常见的疾病，其发生原因多种多样。

滑膜位于膝关节内部，如同关节的保护垫，是一个非常重要的结构。正常情况下，滑膜分泌滑液，为软骨提供营养并润滑关节。正常人的膝关节腔内通常含有 2 ～ 3 毫升的关节滑液。当膝关节受凉、遭受创伤或者感染时，滑膜受到刺激，很容易引起关节内滑膜的炎症反应，并分泌过多的滑液。

由于滑液无法及时代谢，从而导致膝关节的积液肿胀和疼痛症状。在这种情况下，滑膜炎使膝关节变得疼痛和肿胀，限制了患者的活动能力。因此，了解滑膜炎的成因和病理过程，对于预防和治疗膝关节疼痛至关重要。

02 怎么辨别滑膜炎的积液

滑膜炎是一种常见病症，当滑膜受损后会引发炎症反应，导致关节产生过多的滑液，进而导致关节积液和肿胀。在面对这种情况时，判断是否需要抽取积液需要仔细权衡，并进行对症治疗。

正常情况下，关节滑膜是包绕在关节内层的一层膜性组织，它不仅保护关节，还分泌关节滑液以润滑和营养软骨。关节滑液的产生和吸收是一个动态平衡的过程。当关节滑液的重吸收受阻时，关节滑液的产生量大于吸收量，就会出现关节积液，即膝关节滑膜炎的症状。

关节积液的主要表现是关节肿胀和疼痛。滑膜炎是一种常见的疾病，它可以由多种原因引起，如骨性关节炎、外伤、关节内损伤、痛风性关节炎、风湿性关节炎、膝关节感染及周围软组织损伤等刺激。

如何判断膝盖是否有积液呢？

正常情况下，人体膝关节内的液体为 2 ~ 3 毫升，外观上并没有任何异常。然而，当关节积液超过 50 毫升时，膝关节周围出现明显肿胀，患者感到明显的疼痛。轻度的积液，可能是因为轻度扭伤或长时间过度活动引起。在这种情况下，相对较容易处理，可以口服非甾体类消炎止痛药，并限制膝关节活动。通常情况下，两周之后积液会逐渐被吸收。

03 滑膜炎患者为什么最怕阴雨天

膝关节的滑膜具有敏感度极高的特点，特别容易受到气温变化的影响。滑膜位于关节内部，有丰富的神经和血管。一旦气温骤变或受凉，滑膜内的血管就会收缩，刺激周围的神经，从而引发疼痛感受。

对于正常人来说，这种变化可能并不明显，但对于已经存在膝盖问题的人来说，情况完全不同。由于之前的损伤，他们的膝盖滑膜已经处于敏感状态，一旦受到外界刺激，就会立刻引发炎症反应。

这种敏感状态可能会持续很久，我们也要注意到，每个人的体验和感受是不同的，因此治疗和管理方法也需要因人而异。及早采取适当的措施，如保持适宜的室内温度、避免过度寒冷环境、穿着适当的保暖衣物和强化肌肉力量等，可以帮助减轻这种敏感性带来的不适和疼痛。

04 ▶ 滑膜炎患者能走路吗

对于滑膜炎患者是否能走路，需要分为不同阶段来回答。

急性期：滑膜炎患者在急性期，炎症反应明显，滑膜肿胀。在这个阶段，走路会加重对关节的挤压，进而加重炎症症状。因此，在急性期绝对不能走路，需要休息，适度抬高腿部，并结合药物进行消炎和止痛治疗。此时的肌肉锻炼应以等长收缩为主，避免增加膝盖的负荷，如常见的绷腿练习，通过收缩肌肉但不移动腿部，从而安全进行锻炼。

稳定期：在滑膜炎病情稳定、膝盖肿胀和积液减轻时，患者可以尝试站立和慢走。适度的活动有利于滑膜恢复功能，维持滑液的分泌和排泄平衡。此时的适度挤压有助于恢复，但仍需注意避免过度负荷和冲击。患者应根据个体情况，逐渐增加走路的距离和时间。

恢复后期：当滑膜炎病情完全恢复后，患者可以正常行走和进行日常活动。但为了保持关节健康，仍应注意适度运动和保护，避免过度疲劳和损伤。

要记住，滑膜炎患者的走路问题是个体化的，需要根据病情和医生的建议来决定。在任何情况下，都应保持谨慎，避免过度负荷和损伤关节。如果疼痛和不适持续存在，建议及时就医进行进一步评估和治疗。

05 ▶ 滑膜炎患者日常生活要注意什么

滑膜炎是一种常见的关节疾病，为了缓解炎症和促进康复，患者在日常生活中需要注意以下几点。

重要的是找到导致滑膜炎的病因，并进行针对性治疗。这可能涉及药物治疗，如口服或局部应用非甾体类消炎镇痛药物，或者中药活血化瘀类药物。然而，在使用药物时要遵循医生的建议，注意用药剂量和服用时间。

避免过度负重活动。以减轻关节部位的压力，防止炎症反应加剧。同时，避免对滑膜炎部位过度按揉刺激，以免加重炎性水肿。特别是在急性期，揉捏会导致肿胀加重，延误康复进程。

适当进行热敷。可以促进血液循环，有助于减轻炎性水肿。但要注意，在急性期不要进行热敷，以免产生反作用。此外，建议患者居住在阳光充足的环境中，阳光的照射有助于促进体内维生素D的合成，增强骨质健康。

滑膜炎患者要注意保暖防寒。因为这类患者对寒冷刺激特别敏感，易引发病情反复。在急性期应避免剧烈运动，严重滑膜炎患者应卧床休息。而慢性期的患者可以适度活动，有助于吸收积液和减轻肿胀。

注意饮食。滑膜炎患者在饮食方面要注意避免辛辣刺激食物、不吸烟、不饮酒，并补充足够的优质蛋白质和多种维生素。

06 中医如何治疗滑膜炎

外敷疗法。外敷疗法即通过药物直接敷于患处来达到治疗目的，膏药外贴也是同一原理。药材选择上以具有消肿止痛、活血散瘀、疏经活络、祛风散寒功效的药物为主。药物可以直接渗透表皮到达患处，刺激神经末梢，从而来促进局部血液循环，修复病变组织，最终达到治愈目的。

推拿疗法。推拿即用手在人体上按经络、穴位，用推、拿、提、捏、揉等手法进行治疗的非药物自然疗法。可以先从穴位的按压开始，依次按压环跳穴、伏兔穴、风市穴、膝眼穴、委中穴、血海穴，每处穴位点按压约2分钟，力度由轻到重慢慢过渡，按压至患处有麻痛感即可。再配合手法推按，力度也是由轻到重慢慢递进，推按时长约3分钟。

针灸疗法。针灸疗法与推拿疗法原理相似，但针灸主要是用针刺相应穴位来达到治疗目的。针灸常选用穴位有肾俞、白环俞、环跳、承扶、殷门、委中、阳陵泉等，具体的穴位选取还需根据滑膜炎病发位置而定。

非特异性滑膜炎

01 ▶ 什么是非特异性滑膜炎

非特异性滑膜炎是滑膜炎中最常见的一类，其病因不明确。这种类型的滑膜炎包括创伤性滑膜炎、寒冷引起的滑膜炎、活动过度引发的滑膜炎等。相比其他类型的滑膜炎，非特异性滑膜炎的恢复速度较快。

02 ▶ 非特异性滑膜炎如何治疗

我们通常采用保守治疗、休息或者外敷中药膏等方法促进滑膜功能的恢复、减轻肿胀、减少积液。在治疗非特异性滑膜炎时，及时给予适当的休息和保护滑膜区域，有助于减轻炎症反应。同时，外敷中药膏可以起到促进滑膜恢复的作用。

髌骨软化症

01 什么是髌骨软化

　　髌骨软化是髌骨背面的软骨出现磨损。髌骨软化准确的名称是髌骨软骨软化症。髌骨是膝关节的一个重要支点，有了髌骨这个支点，我们的大腿才能轻松地行走和奔跑。

　　人体的设计是非常精妙的，对于负重压力较大的关节，软骨起到减少摩擦的作用。在髌骨的背面有一层较厚的软骨，也是全身软骨最厚（约 5 毫米）的部位。髌骨背面的软骨是为了承担更大的压力而存在，其作用是缓冲压力，最大限度地减少关节摩擦，使关节更加耐用。髌骨与股骨形成了髌股关节，当我们屈膝时，髌骨在股骨软骨面上以"S"形滑动。

　　然而，外伤、超重或异常的力线分布都可能导致髌骨偏离正常轨道，使软骨受到异常磨损和损害，发生髌骨软化。同时，肌肉紧张和关节压力过大是运动爱好者最常见的导致髌骨软化的原因。

02 ▶ 诊断髌骨软化症，需要做什么检查

髌骨软化症是一种严重的软骨退变性疾病，为了及时发现和评估病情，一些检查方法是必不可少的。

首先是体格检查，其中最常用的方法是髌骨研磨试验。通过推动髌骨与股骨髁间关节面的互动，用手感受软骨的状况。正常健康的软骨会给人光滑平顺的感觉，而有软骨磨损的情况下，会有粗糙的摩擦感和疼痛不适感。此外，浮髌试验也可用于检测关节腔积液的情况。

其次是单腿下蹲试验，这是一种简单而有效的检查方法。通过让患者单腿站立并逐渐下蹲，观察是否会出现疼痛、腿发软以及难以起立的情况。这是因为下蹲到一定角度时，髌骨软骨承受的压力最大，容易引发症状。

最后是 X 射线检查，这是一种常用的影像学检查方法。在髌骨软化症的晚期阶段，X 射线能够显示髌骨半圆骨赘影响关节面平滑度或导致间隙狭窄的情况。此外，X 射线还可以检测到明显的骨刺生长，为疾病的诊断提供重要依据。

03 ▶ 髌骨软化在早期阶段，有什么症状

髌骨软化的典型症状是膝盖前方有疼痛感，是引起膝关节疼

痛最常见的原因。

在疾病的早期阶段，患者可能会感到关节区域有弥漫性的不适感、膝关节酸痛和无力感。通常情况下，平地行走时疼痛并不明显。随着病情的发展，在上下楼梯或长距离行走后疼痛会逐渐加重。这是因为上下楼梯需要更大角度的膝关节屈曲，从而增加了关节软骨的压力，容易诱发疼痛感。这种疼痛主要集中在髌骨后方，在剧烈运动后，疼痛感会更加严重，但休息一段时间后症状会减轻或消失。此外，气候的变化也可能加重病情。有些患者还会出现膝关节"假交锁"和"打软腿"的现象，即在行走的过程中感觉膝关节突然无法伸展或出现膝关节屈曲无力的情况。

髌骨软化引起的膝关节疼痛给患者带来不适和困扰。了解这些症状，可以帮助我们更早地认识和应对髌骨软化问题，从而寻求合适的治疗方法。

04 ▶ 髌骨软化发展到后期阶段，有什么症状

如果髌骨软化没有得到正确治疗，病情可能会持续进展，导致软骨不断被磨损，最终出现两大典型症状：疼痛和肿胀，同时活动也会受限。

当软骨磨损加剧时，一些软骨碎末可能会脱落并进入关节腔，

刺激关节内的滑膜，引发疼痛和炎症反应。这进一步导致滑膜积液的产生，使关节出现积液和肿胀的情况。因此，当髌骨表面的关节软骨遭受明显损伤时，正常的髌骨和膝关节运动可能受到影响。而当软骨完全磨损后，下面的骨质会暴露出来，疼痛症状就会明显增加。

了解髌骨软化后期症状的发生机制，可以帮助我们更加重视和及时处理髌骨软化问题。通过正确的治疗和管理，减轻疼痛、缓解肿胀并尽量恢复正常的关节功能，从而提高生活质量。

05 改善髌骨软化，锻炼哪块肌肉最有效

髌骨软化的治疗方法之一是通过适当的运动来促进康复，重点是进行针对股四头肌的力量练习。通过增强股四头肌的力量，更好地控制髌骨的运动，提高膝关节的稳定性，保护软骨的健康。

一些简单且易于学习的练习方法包括绷腿练习和靠墙静蹲。这些练习方法不但简单，而且容易掌握。

在康复的过程中，我们需要遵循开源与节流的原则，制订出安全有效的康复训练计划，注意正确的姿势和技巧，避免不必要的压力和损伤。此外，由于每个人的情况都是独特的，因此在进行任何锻炼计划之前，最好咨询专业医生或物理治疗师的建议，根据具体情况为我们制定个性化的锻炼方案，确保训练安全有效。

06 常规的治疗方案有哪些

髌骨软化症的治疗原则是摆脱疼痛、恢复功能。

首先，急性发作期需要适度减少运动量，减轻对软骨面的摩擦。避免剧烈运动，尤其是增加髌骨压力的活动，如登山、长时间上下楼梯等。

其次，物理治疗是治疗的关键一环。通过电刺激、超声波等方法促进血液循环，修复软骨周围的炎症。同时，进行一系列康复活动，增强肌力，改善关节的稳定性和错位情况。其中，靠墙静蹲、抗阻伸膝等简单而有效的方法，能够助你重建肌肉力量，重新掌控关节活动。

此外，中医三联铍针也是一项备受推崇的治疗方法，通过激活股四头肌以纠正力线、消炎祛痛，在临床上取得了显著的疗效，给患者带来了福音。

最后，药物治疗也是不可忽视的一部分。对于疼痛和积液明显的情况，可以考虑使用消炎镇痛药物，如布洛芬、双氯芬酸钠等，这些药物能够迅速缓解炎症，减轻肿胀，带来明显的舒缓效果。

对于保守治疗效果不明显的患者，手术治疗是一个可选的方案。通过手术干预，对髌骨周围的韧带进行松解，恢复正常生理功能。这能够使髌骨上下运动以及周边拉力得到平衡，进一步加速康复过程。

07 ▶ 绝大多数髌骨软化需要保守治疗，保守治疗的目标是什么

髌骨软化症是一种关节软骨的退行性病变，早期损伤较小，通过综合治疗完全可以消除疼痛症状，恢复关节的正常运动。保守治疗的目标是加强下肢肌肉力量，恢复膝关节的动态稳定性，调整力线，控制髌骨，延缓或阻止髌骨软骨的进一步磨损。这些目标是缓解疼痛、促进关节功能的恢复和病情的稳定。

在治疗方法上，我们发现中医三联铍针结合运动疗法不仅安全可靠，还具有显著的疗效。中医三联铍针作为非药物疗法，通过消炎祛痛的作用减轻疼痛症状，纠正关节受力平衡，帮助恢复关节的活动能力。同时，结合运动疗法加强关节周围肌肉力量，恢复关节的稳定性和功能，形成一个良性循环。

08 ▶ 为什么髌骨软化特别常见于女性

髌骨软化的原因涉及多个方面，在女性中更为常见，以下是主要原因。

肌肉力量不足。女性通常运动量较少，特别是大腿肌肉力量相对较弱。这使得在突然进行剧烈运动或长时间运动时，髌骨软骨容易遭受磨损。

穿高跟鞋。女性喜欢穿高跟鞋，尤其在上下楼梯时，髌骨

软骨会受到巨大的压力，这种持续的压力会加速软骨的磨损。

骨盆形态和髌骨位置。女性的骨盆较宽，大腿骨倾斜角度较大。这使得髌骨受到向外拉扯的力量，导致髌骨偏离正常轨道。髌骨表面的摩擦由原本的面与面变为面与点，接触面积减小，压力增大，从而导致髌骨软骨的磨损。

激素变化。女性在更年期前后，体内的雌激素水平会发生变化。随着雌激素分泌减少，女性的软骨质量变差，更容易出现髌骨软化的问题。

了解以上原因有助于我们采取相应的预防和治疗措施。通过增强肌肉力量、避免长时间或过度剧烈的运动、选择合适的鞋子、保持良好的体态和均衡的激素水平，以降低髌骨软化的风险，维护膝关节的健康。

半月板损伤

01 什么是半月板

半月板是膝关节内部的两片新月形纤维软骨，它们位于大腿骨和小腿骨之间，扮演着膝盖的重要保护和维稳角色。这种独特的"设计"使得膝关节具有出色的功能和适应性。

内侧半月板呈椭圆形，外侧半月板近似圆形。它们并非简单的存在，而是具备重要的功能。主要作用之一是增加关节的接触面积，有效分散膝盖所受到的压力，从而减轻关节的负担。此外，半月板还起到稳定膝盖的作用，以保护周围的软骨，提高人体对关节运动的感知。半月板如同膝盖的"保镖兼人肉盾牌"，它们承担着吸收压力、保护膝盖的重要任务。

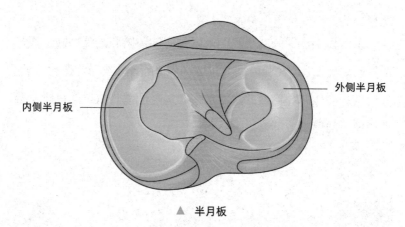

内侧半月板

外侧半月板

▲ 半月板

这种结构和功能使得膝关节能够承受身体的重量和各种运动所带来的冲击。半月板的存在保证了膝关节的稳定性和正常运动的顺畅性。然而，由于其特殊位置和功能，半月板也容易受到损伤，如扭伤、撕裂等，可能导致膝关节疼痛和功能障碍。

了解半月板的重要作用，有助于我们更好地理解和关注膝关节的健康。通过正确的保护和运动方式，我们可以最大限度地发挥半月板的功能，保护膝盖，预防损伤，并维持良好的关节功能。

02 如何判断半月板损伤

膝关节是我们日常活动中承受巨大压力的关节之一，而半月板损伤是膝关节常见的问题之一。如何判断是否患上了半月板损伤？以下是一些判断方法。

病史：是否有膝关节扭伤或其他创伤性外伤的病史。

症状：出现膝关节疼痛，伴有轻微肿胀；在活动时感到关节间隙疼痛；膝关节活动时发出摩擦声；出现突然卡住不能伸曲的绞索现象。

体格检查：医生进行体格检查时，会发现膝关节间隙有压痛感，进行半月板研磨试验时可能会呈阳性反应。

影像学检查：常用的影像学检查方法包括 X 射线、CT 和 MRI。X 射线可以排除骨折，但需要进行 MRI 检查以明确半月板损伤的部位和程度。

如果你符合以上四种情况，那么基本可以确定你可能患有半月板损伤。为了明确诊断和制定正确的治疗方案，建议及时就医，并进行进一步的检查和专业意见的咨询。

03 半月板损伤的内因和外因是什么

半月板损伤是膝关节常见的问题，其发生归结为内因和外因两个重要因素。

内因：主要指膝关节内部的因素，包括退行性变和半月板的结构异常。随着年龄的增长，膝关节的组织逐渐发生退行性改变，半月板的弹性和韧性下降，变得更加脆弱。这种情况常见于中老年人。简言之，半月板开始衰老，失去了过去的强度和稳定性。

在这种情况下，通常没有明显的急性外伤史，而是通过日常一些频繁的活动引起半月板磨损逐渐严重，最终导致半月板损伤。如经常呈半蹲位或蹲位工作的人群，由于频繁的膝关节屈曲运动，半月板会逐渐受到较大压力而受损。

外因：主要指外部创伤导致的半月板损伤。通常是由急性损伤引起的，如膝关节受到暴力或剧烈运动引起的损伤。其中，突然的活动量增加是一个常见的情况，尤其是在半蹲姿势下加上旋转动作，会对半月板造成碾压式的损伤。各种球类运动，如足球、篮球等，尤其容易导致这种外部创伤，因此年轻人更容易出现半月板损伤。

通过了解半月板损伤的内因和外因，我们能够更好地认识这一关节问题的本质。在预防和治疗半月板损伤时，根据个体情况制订科学的康复计划和预防措施非常重要。同时，注意合理的运动方式、避免过度负荷和外伤风险，以及保持膝关节的稳定和强健，都有助于减少半月板损伤的发生。

04 半月板的损伤怎么分级

半月板损伤的分级对于确定治疗方案至关重要。如今，借助核磁共振检查，临床上将半月板损伤分为三度。一度损伤指的是半月板的小范围撕裂，二度损伤指的是半月板较大范围的撕裂，但半月板表面并未受损。对于一度和二度的半月板损伤，通常可以采取保守治疗措施，如物理疗法、药物治疗、康复训练等。这些治疗方法可以帮助恢复半月板的功能，并促进损伤部位的自愈。

然而，三度损伤则因半月板表面形态的改变，有时需要进行关节镜手术治疗，常用的手术方法包括膝关节镜下的半月板成形术和半月板缝合术。这种分级和治疗方法的选择有助于减轻患者的痛苦，加速康复过程，并最大限度地保护和恢复半月板的功能。

05 半月板损伤后如何治疗

针对半月板损伤，治疗方法应根据患者的具体情况来制定。当膝盖出现大量积液时，一种常见的处理方式是将积液抽出。对于出现"交锁"现象的患者，非手术方法是首选，如轻轻摇晃关节、小范围扭转关节、静养等。这些措施旨在尽可能解除关节的

"交锁"状态。但如果非手术方法无效，手术可能是必要的选择。

手术后的康复过程因个体差异而异。对于年轻的患者，半月板损伤可能是由于运动损伤所致，需要接受手术治疗。此时，早期手术可能会有更好的预后效果。相反，对于中老年人而言，半月板损伤往往是由于退行性改变导致的，疼痛程度可能并不明显，在这种情况下，保守治疗是最好的选择。

总体而言，针对半月板损伤的治疗方法应根据患者的年龄、病因、疼痛程度和活动水平等因素综合考虑，制定个体化的治疗方案，以促进恢复和改善关节功能。无论采取哪种治疗方式，早期诊断和及时干预都是关键，以避免病情进一步恶化，并帮助患者尽早恢复健康。

06 ▸ 年轻人群的半月板损伤是怎么回事

年轻人群的半月板损伤通常是由于剧烈的体育运动所导致。这类损伤往往是两个条件共同作用的结果：膝盖处于弯曲状态下，并且受到粗暴的旋转力时，容易导致半月板的撕裂损伤。

在临床上观察到，内侧半月板损伤更为常见，这与其结构有关。内侧和外侧半月板损伤的发生率大约是2:1。

半月板损伤后，在急性期会出现明显的疼痛、肿胀和积液，同时关节的屈伸活动受到障碍。急性期过后，肿胀和积液通常会自行消退，但在活动时仍会感到关节疼痛。情况严重时，可能出现跛行现象。

07 中老年人群的半月板损伤是怎么回事

中老年人群的半月板损伤通常由外伤和老化这两个原因导致。外伤导致的损伤比较容易理解，当膝关节受到粗暴的扭转时，半月板无法及时躲避，从而容易发生损伤。

中老年人群还存在两个不利因素，一个是大腿肌肉力量普遍下降，导致膝关节的稳定性降低，另一个是半月板本身会随着年龄的增长逐渐发生老化退变。因此，即使没有剧烈的扭伤和运动，中老年人群的半月板仍然容易出现问题。

目前，普遍认为对于中老年人群的半月板退行性病变，保守治疗是其主要的治疗方式，而手术治疗应该谨慎考虑。在大多数情况下，通过保守治疗方法可以有效缓解症状和改善功能，而手术治疗只有在特定情况下才会被推荐。

08 合理适度的运动对半月板有什么好处

有人认为，如果半月板容易损伤，那么不进行运动是否能够保护半月板？实际上，缺乏锻炼和盲目的过度运动是导致半月板损伤的真正原因，合理适度的运动才是保护半月板的最佳方式。

半月板是由纤维软骨构成的，具备一定的坚韧性和耐用性。只有经常使用才能保持良好的状态，否则半月板便会逐渐退化。

为什么合理适度的运动有助于保护半月板？

首先，合理适度的运动可以刺激大腿肌肉的发展和强化。大腿肌肉得到充分锻炼，可以增强关节的稳定性，膝关节能够获得更好的支撑力。相反，不进行运动或很少运动的人，由于肌肉力量不足，使得关节的稳定性下降，从而增加了半月板损伤的风险，尤其是对于 30 岁以上的人群来说。

其次，合理适度的运动可以使半月板逐渐适应我们的日常活动需求。通过运动，我们的半月板得到适应性的训练，从而更好地应对日常生活中的各种运动和活动。这种适应性训练不仅适用于半月板，对于膝盖整体来说也是如此。

因此，合理适度的运动是保护半月板和膝盖的最佳选择。让半月板适应我们的活动需求，而不是让我们过度迁就半月板的脆弱性。

09 ▶ 半月板最怕什么动作

半月板最怕的就是在膝关节弯曲的情况下进行扭转动作。正常情况下，当我们弯曲或伸展膝关节时，半月板并不会承受太大的压力。但是，我们在弯腿的状态下做扭转动作时，会给半月板带来很大的压力和摩擦，这对它来说非常危险。因此，我们要特别小心，尽量避免这种扭转动作，以防止意外损伤半月板。

我们可以采取什么方法来保护半月板？

首先，要避免过度的压力和扭转，尽量避免进行危险动作。其次，我们可以通过学习正确的动作技巧和进行适当的训练来加强膝关节的稳定性，以减少半月板受伤的风险。

10 三度半月板损伤，一定需要手术吗

在临床实践中我们也观察到一些中老年患者，尽管被诊断为三度半月板撕裂，但是并没有进行手术治疗。相反，他们经过保守治疗和适度的功能锻炼后，逐渐恢复了正常生活的能力，能够自如地行走、购物和烹饪等。这可能是人体自身强大的修复能力和自愈能力发挥了关键作用。尽管三度半月板损伤涉及表面形态的改变，但中老年患者可能仍然能够利用这种自愈能力逐渐修复受损的半月板。

所以，即使在面临较严重的半月板损伤时，手术也不是唯一的选择。通过保守治疗、适度的功能锻炼和给予身体足够的时间，人体自身的修复能力可能会出人意料地帮助恢复受损的半月板。

需要强调的是，这并不适用于所有情况，而且结果因人而异。对于三度半月板撕裂的患者。关节镜手术是一种有效的治疗选择，特别是对于那些存在严重症状、功能受限或无法通过保守治疗获得显著改善的患者。

因此，我们需要综合考虑患者的具体情况，包括年龄、症状严重程度、功能需求等来确定最适合的治疗方案，在专业医生的指导下做出决策，以确保最佳的治疗效果。

11 半月板撕裂，需要进行手术吗

当我们发现有明显的半月板撕裂并出现症状时，许多人会问是否一定需要进行手术治疗。实际上，并非所有的半月板撕裂都需要手术治疗。有许多病例中，核磁共振检查显示明显的半月板撕裂，但患者的症状并不严重，疼痛不明显，关节积液和肿胀也较少，仍然能够正常活动。在这种情况下，完全不需要进行手术治疗。

无论是哪种手术，都会带来一些相关的损伤，如滑膜刺激和敏感化。此外，半月板部分切除后，由于软骨接触面积变小，使得关节软骨的压力增大，从而加速了软骨的磨损。

因此，仅凭影像学结果来决定是否进行手术是不可靠的。那么，如何判断是否需要手术呢？我们提出一个原则，即"三证合一"：综合考虑患者的症状、医生的体格检查和影像学结果，评估手术的收益和相关风险，仔细权衡利弊，综合判断是否需要手术治疗。

12 半月板撕裂，需要进行缝合手术吗

半月板撕裂的缝合手术并不适用于所有患者，实际上只有少数人适合进行缝合手术。这并非是医生的技术问题，而是因为半月板本身缺乏丰富的血液供应，只有外侧边缘附近存在一些血管。成功缝合的前提是需要有足够的血液供应支持。因此，只有当损伤恰好发生在有血管供应的边缘部位时，才有可能进行缝合手术。对于其他部位的损伤，由于缺乏血液供应，基本上无法进行缝合。

这意味着对于大多数半月板损伤患者而言，缝合手术并不是常见的治疗选择。医生会根据患者的具体情况：损伤的位置、类型、大小以及患者的年龄和活动水平等因素，制定最合适的治疗方案。常见的治疗方法包括半月板修整术、部分切除术或完全切除术等。尽管半月板缝合的机会有限，但这并不意味着患者无法得到有效治疗。其他治疗方法如中医三联铍针，仍然可以减轻症状、促进康复，帮助患者恢复正常生活。

13 半月板老化和退变，关节镜手术有用吗

关节镜手术被广泛应用于治疗骨关节炎和半月板损伤，因其微创、出血少和康复快而备受青睐。

然而，近年来的一些研究结果却对此提出了质疑，给人们的认知带来了颠覆性的影响。2011 年，由芬兰科学家进行了一项研究：选择了 146 名患者，其中 76 人接受了关节镜下的半月板切除手术，另外 70 人进行了"假"手术。经过两年的观察，出现了出人意料的结果：两组患者的效果是相似的，关节镜手术并没有显著的疗效。换句话说，关节镜手术可能并不具备预期的效果。对于退行性半月板撕裂引起的膝关节疼痛，患者的治疗完全依赖于锻炼和康复，而非手术干预。

事实上，50 岁以上的人群中，大多数人存在骨关节炎和半月板损伤或撕裂等问题。这些疾病本质上是关节老化的表现。对于关节的老化变形，关节镜手术并不起作用。因此，国外的权威专家认为，膝关节半月板的退行性老化就像膝盖内部出现的皱纹一样，并不需要过分紧张和担心。

实际上，关节镜手术只是医生工具箱中的一种工具，技术本身并没有优劣之分，关键是正确选择使用。如果使用得当，关节镜手术可以有效缓解患者的痛苦；若使用不当，有时甚至不如不

进行手术。因此，对于骨关节炎和半月板退行性撕裂，在决定是否进行关节镜手术时，医生需要仔细评估患者的情况，并谨慎权衡利弊，确保选择最适合的治疗方案，以获得最佳疗效。

什么是关节镜手术

关节镜手术是一种微创手术技术，通过几个小孔（约 5 毫米大小）在皮肤上开口，引入摄像头和手术器械进入关节内部进行诊断和治疗。这种手术方法切口小，伤口愈合速度快，伤口感染的风险较低，给患者带来的痛苦和并发症相对较少。

目前在半月板手术中，主要采用的是半月板成型术。这种手术方法将患者受损的半月板部分进行修剪，使其形成圆弧状，从而最大限度地减少不规则部分对关节软骨的进一步损害。由于半月板在膝关节功能中具有一定的作用，不能完全切除，因此治疗原则是尽可能少切除半月板。

医生会根据患者的具体情况进行评估和做手术决策。通过关节镜手术，医生可以精确地观察和操作，以保留尽可能多的健康半月板组织，同时修复和恢复功能受损的部位，为患者提供了一种有效、安全且恢复快速的选择。这样可以很大程度上减轻患者的症状，并促进关节的康复。

软骨损伤

01 什么是软骨

软骨是一种重要的结缔组织，由软骨细胞和细胞间质组成。它在我们的身体中发挥着关键的功能。根据细胞间质的不同组成，软骨分为三种类型：透明软骨、弹性软骨和纤维软骨。

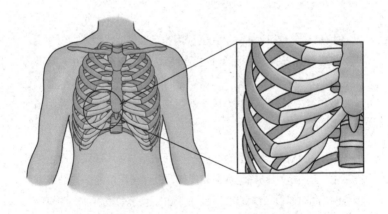

▲ 透明软骨

透明软骨的基质主要由胶原纤维、原纤维和周围无定形的基质构成。成人体内的透明软骨主要存在于气管和支气管壁、肋骨的胸骨端以及骨骼表面的关节软骨中。它具有良好的弹性和承载能力，为关节提供平滑的表面，起到缓冲作用。

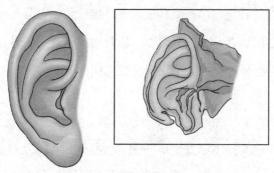

▲ 弹性软骨

　　弹性软骨的基质除了含有胶原纤维，还富含弹性纤维。这种软骨具有很高的弹性，主要分布在耳郭、外耳道壁、耳咽管、会厌和喉部等部位。弹性软骨的存在使得这些部位能够保持形状和弹性，起到支撑和保护的作用。

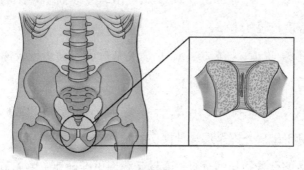

▲ 纤维软骨

　　纤维软骨的基质中含有成束的胶原纤维，平行或交叉排列。相对于其他类型的软骨，纤维软骨的弹性较小，相对较硬。它主要分布在椎间盘、关节盂、关节盘等部位，起到保护和支撑的作用。

在我们的膝盖内部，半月板属于纤维软骨，它具有稳定关节和减轻冲击的功能。而关节表面的软骨则属于透明软骨，它能够减少关节的摩擦并保护关节组织免受损伤。

02 软骨损伤的轻重程度是怎么分级的

软骨损伤是一种常见的关节问题，根据关节软骨表面的损伤程度，我们将软骨损伤分为四个级别，以便更好地评估和治疗。

一级软骨损伤（Ⅰ级）。关节软骨表面出现明显的薄弱点，弹性降低，但形态完整，没有裂缝。

二级软骨损伤（Ⅱ级）。关节软骨表面出现小的裂痕，损伤程度较轻。

三级软骨损伤（Ⅲ级）。关节软骨表面出现较深的裂痕与裂隙，损伤程度加重。

四级软骨损伤（Ⅳ级）。关节软骨面剥落和破坏，波及到软骨下骨层，即全层软骨损伤。

了解软骨损伤的分级，有助于我们更准确地了解关节健康状况，采取适当的治疗和康复措施，保护关节健康，远离疼痛和不便。

03 ▶ 为什么软骨很重要

软骨，作为膝关节最重要且宝贵的组织，扮演着至关重要的角色。膝关节的功能和健康程度主要取决于软骨的状态。当我们考虑是否需要进行关节置换手术时，首要考虑的也是软骨的磨损情况。因此，保护软骨成为维护关节健康的关键。

软骨具有独特的结构：它不仅覆盖在关节表面，减少了骨头之间的摩擦，还具有吸收冲击和分散压力的功能。软骨的珍贵之处在于它缺乏神经和血管，一旦受损，修复起来非常困难。因此，保护软骨、减少异常磨损应被视为首要任务，同时合理锻炼也至关重要。软骨磨损实际上是过度使用的结果。

04 ▶ 如何有效保护关节软骨

保护软骨的第一步是避免长时间保持同一姿势、减少关节的过度使用和重复性冲击。第二步是保持适当的体重、合理的饮食以及充足的营养摄入。同时，进行适度而科学的锻炼，通过适当的运动可以促进关节周围肌肉的发展，增加关节的稳定性，减少软骨的受力。注意避免过度运动和剧烈冲击，以免造成软骨的损伤和磨损。

关节的稳定性是保护软骨的关键，当关节保持稳定时，上下软骨面的接触面积最大，单位面积上的压力最小，软骨能够承受更大的压力而不易受损，这就需要依靠肌肉的支持和保护。因此，平时要注重锻炼肌肉力量，提升反应性、协调性和敏感性等能力。

保护膝盖，不仅依赖于护膝器具，更重要的是依靠肌肉的作用。通过增强肌肉力量，特别是膝关节周围的肌肉，可以有效减轻软骨承受的压力，提高关节的稳定性和耐磨性。

此外，劳逸结合也是关节保护的重要原则。合理安排休息和运动的时间，避免长时间的重复性活动对关节造成过度压力。在寒冷的冬季，要特别注意膝盖的保暖，避免受凉和受伤。

05 软骨磨损后有什么治疗方法

软骨磨损一直是医学难题，但并非没有治疗方法。尽管完全治愈软骨损伤仍然困难，但早期发现和治疗至关重要。

当前常见的治疗方法如药物、注射和物理疗法可以减轻疼痛、改善功能，但对疗效有限。最新研究表明，在软骨磨损较轻的情况下，积极治疗和肌肉锻炼是可行的选择。通过增强肌力、稳定关节、调整力线，可以避免进一步损伤软骨。令人鼓舞的是，肌肉力量训练并不受年龄限制，即使是老年人也能通过适当的锻炼增加肌力，改善关节功能。

在临床实践上，中医三联铍针和运动锻炼的结合已经积累了大量成功案例，为软骨磨损的治疗带来新的希望。

06 保护软骨最简单的方法是什么

在关节软骨保护的过程中，除了正确运动之外，还有一些关键因素需要注意。首先，保持适当的体重，过重会给膝关节增加额外的负荷，加速软骨的磨损。其次，合理的饮食和健康的生活习惯也是关节软骨保护的重要组成部分，确保摄入充足的营养物质，特别是与软骨健康相关的维生素 C、维生素 D 和钙等。

此外，适当的休息和恢复同样至关重要。给予关节足够的休息时间，避免长时间连续负荷，可以减轻软骨的压力，有助于其修复和再生。同时，合理的休息与充足的睡眠能够促进身体的自我修复能力，提升软骨的健康状态。

总之，保护关节软骨是一个综合性的措施，需要综合考虑多个方面的因素。正确运动、合理饮食、养成健康的生活习惯、适当休息与恢复，以及结合辅助治疗方法，可以最大限度地维护和促进关节软骨的健康，减少软骨损伤的风险。

07 ▶ 关节软骨为什么是无价之宝

关节软骨是位于关节表面的一层薄膜，如同光滑洁净的陶瓷盘。它的作用是保护关节，避免骨头之间的直接摩擦，减少摩擦力，延长关节的使用寿命。简言之，关节软骨就像是关节的保护盾，确保关节顺畅运动。

年轻人的关节软骨通常光滑坚韧，但随着时间的推移，软骨的健康状况会逐渐下降，表面可能变得不平整。值得注意的是，关节软骨没有神经和血管，因此必须从关节滑液中获取营养物质。

与静止不动相比，适度的锻炼对维持软骨的健康至关重要。事实上，正确而合理的运动对软骨非常有益。合适的锻炼可以促进软骨吸收营养，增加其厚度和强度，有效吸收、分散和缓冲关节所承受的冲击，让软骨更健康。

08 ▶ 髌骨软骨损伤后有哪些特殊表现

当髌骨软骨明显损伤时，疼痛表现具有一定的特点。走在平地上时，由于膝盖的弯曲角度较小，对软骨面的压力相对较小，所以疼痛感较轻或几乎不存在。然而，下蹲时就会明显感到疼痛加剧，尤其是膝盖弯曲角度在 60° ～ 90° 时，疼痛感更为明显，这是因为此时髌骨软骨面承受的压力最大，接触面积最小，软骨受到的压力也最大。换句话说，在这个角度下，软骨面承受着巨大的压力，引发明显的疼痛感。

此外，疼痛原因还可能是软骨损坏，更深层的骨头失去了保护，受到刺激产生疼痛。这是因为软骨下的骨头有神经支配，当受到应力刺激、快速跑步、运动扭转、打球等活动时，这些刺激可能频繁作用于软骨下的骨头，引发疼痛感。

需要注意的是，软骨本身是没有神经支配的，因此软骨损伤本身并不会引起疼痛感。而疼痛主要是由软骨面受压和软骨下骨头受刺激所引起的。我们可以采取合理的运动和活动方式，减少对软骨的压力，避免刺激软骨下的骨头，从而减轻疼痛感，保护关节的健康。

09 关节软骨能不能再生

软骨是关节中重要的组织之一，几乎没有再生和修复的能力。

身体的软骨分为透明软骨、纤维软骨和弹性软骨。关节软骨没有神经支配和血管供应，它的营养来源主要依赖于关节滑液。关节软骨的主要功能是缓解关节压力和减少摩擦，如同一个弹性垫，在承受压力时，软骨会发生轻微的压缩变形，解除压力后又能恢复原状。在这个变形的过程中，软骨能够从关节滑液中吸收营养。

年轻人的软骨状态较好，具有较强的弹性。然而，随着年龄的增长，关节纤维逐渐变性，弹性减弱，关节软骨的伸展能力逐渐减弱，恢复原状的能力也降低。同时，关节滑液减少使得关节软骨变得干燥。因此，当人们到达一定年龄时，关节软骨更容易受损，从而引发退行性关节炎。

换句话说，到一定年龄后尽管关节软骨的能力有所下降，但关节所承担的任务并没有减少，甚至还增加了（如体重增加）。当关节无法应对任务需求时，问题就会产生。同样属于软骨的半月板也容易在剧烈撞击、摔倒等情况下受伤，导致断裂或撕裂，进而影响运动功能。

因此，我们必须倍加珍爱关节，采取保护行动。通过健康的生活方式、保持适当的体重、避免过度使用关节、注意姿势和运动技巧等方式，减少对关节的冲击和损伤。

10 ▶ 软骨没有神经为什么还会痛

软骨作为人体关节的重要组成部分，本身是没有神经支配的，因此它并不会直接感受到疼痛。然而，当膝关节软骨磨损时，它会释放出类似于渣滓的碎片，这些碎片可能引发周围滑膜的炎症反应，形成滑膜炎，从而导致疼痛的产生。这是运动后膝关节滑膜炎最常见的原因之一。

滑膜炎是一种滑膜组织的炎症，滑膜是覆盖在关节内壁的组织，其主要功能是分泌滑液，减少关节摩擦。当软骨磨损时，碎片会进入滑膜区域，刺激滑膜组织，导致滑膜发炎。这种滑膜炎引起的疼痛在运动后尤为明显，限制了患者的活动能力。

除了滑膜炎，严重的软骨磨损也可能导致软骨下骨的暴露。与软骨不同，软骨下骨是有神经支配的。当软骨下骨暴露并受到刺激时，会引起明显的疼痛感。这种情况通常发生在软骨磨损严重的阶段，表示关节结构已经受到严重破坏。

无论是哪种情况，软骨磨损都是疼痛的根源，及早地诊断和治疗是关键，以减轻疼痛，恢复关节功能。

11 ▶ 为什么运动对软骨健康至关重要

由于软骨里面没有血管，所以软骨只能从关节滑液中吸收营养。在膝关节的屈伸运动过程中，软骨被挤压发生变形，导致滑液中的营养被软骨吸收。所以膝关节的每一次屈伸运动都是软骨获得营养的好机会。反过来，软骨运动不足，得不到充分的营养，会营养不良，结果就是软骨变得容易受伤。所以说合理的运动才是保护膝关节、保护软骨的最好办法。

韧带损伤

 膝关节的韧带有什么用处

膝关节是人体最大、构造最复杂的关节之一，它的稳定性离不开韧带的支持。在膝关节中，存在着内侧副韧带、外侧副韧带、前交叉韧带、后交叉韧带和髌韧带。这四大韧带，有时也被戏称为"四大金刚"，它们分别起着限制膝关节胫骨外翻、内翻、前移和后移的重要作用，以确保膝关节的稳定性和正常功能。

膝关节的独特之处在于，它的稳定性主要依赖于软组织的束缚，而不是依赖骨头。这样的结构使得膝关节具备了灵活的活动性，但也增加了受伤的风险。因此，韧带在维持膝关节功能和稳定性方面发挥着重要作用。

我们可以将韧带比作一块强力胶带，牢牢地固定着膝盖，确保关节的稳定性。韧带的作用如同保护性屏障，防止过度的关节运动和不正常的关节位置。当膝关节受到外力或运动过度时，韧带能够起到支撑和保护的作用，从而减轻关节的压力和损伤风险。

02 怎样看待膝关节侧副韧带的损伤

　　侧副韧带位于膝关节的两侧，如同贴身保镖，时刻守护着关节的稳定。它们位于关节囊的外部，起着重要的支撑和保护作用。然而，在某些情况下，如膝关节的过度内翻或外翻，侧副韧带就容易受到损伤，症状常表现为膝关节疼痛、肿胀和功能障碍。从临床实践来看，内侧副韧带损伤更为常见。

　　侧副韧带损伤通常发生在剧烈对抗性运动中，如踢足球、滑雪等运动。这些运动往往会给膝关节带来强大的外部冲击力，增加韧带受伤的风险。

　　面对这样的损伤，早期的诊断和适时的治疗非常重要。医生会通过临床检查和影像学评估来确定损伤的程度，并制定个性化的治疗方案。对于轻度损伤，通常可以通过中医三联铍针、物理疗法、康复锻炼和保护性措施来帮助韧带自愈。对于严重损伤，可能需要考虑手术干预来修复或重建韧带。

03 膝关节的韧带损伤后怎么办

　　膝关节的韧带损伤是一种常见且严重的运动损伤，治疗方法需要根据损伤的程度来确定，一般有保守治疗和手术修复两种。

保守治疗：适用于韧带损伤程度较轻且膝关节相对稳定的患者。在必要时，可以使用支具来维持膝关节的半屈曲位，并保持卧床休息 2 ~ 4 周。如果疼痛明显，可以使用一些消炎镇痛药或中药进行治疗，以减轻炎症和疼痛的症状。

手术修复：对于严重的韧带损伤，保守治疗效果不明显或膝关节不稳定的情况，手术修复是一种常见的选择。手术可以通过缝合受损的韧带组织或使用人工韧带进行重建，以恢复膝关节的稳定性和功能。

除了治疗方法，还需要注意功能锻炼的重要性。韧带损伤同时会影响到关节的本体感受器，因此，在锻炼时需要兼顾本体感受器的功能，包括进行膝关节的屈伸活动和下肢力量锻炼，并加入平衡训练，以帮助尽快恢复关节的功能。

髌下脂肪垫炎

01 ▶ 什么是髌下脂肪垫炎

髌下脂肪垫位于膝盖髌骨下方，它的作用是增强关节稳定性、吸收震荡、润滑关节，以避免过度摩擦和刺激。然而，当膝盖反复受到过度屈伸的刺激时，髌下脂肪垫容易发生炎症，引起髌下脂肪垫炎。这会导致膝关节疼痛和活动受限,严重影响工作和日常生活。

髌下脂肪垫炎出现的原因首先是急性损伤。这可能是髌下脂肪垫炎的导火索,当我们遭遇摔跤、跌倒等情况时,膝盖突然被过度拉伸,导致脂肪垫遭受挤压,引发急性损伤。其次是慢性劳损。频繁的膝盖屈伸活动过度,下肢肌肉力量不足,使脂肪垫在胫骨和股骨关节面之间受到反复挤压,逐渐造成慢性劳损。此外,骨关节炎也可能引发髌下脂肪垫炎。关节的退变会导致膝盖力线紊乱,进而对脂肪垫施加压力和刺激,导致炎症的发生。

令人困惑的是,髌下脂肪垫炎的症状与关节炎和软骨损伤非常相似,因此很容易被误诊,特别是当这两种病症同时存在时,更容易让人疑惑不已。因此,需要寻求专业医生进行详细的体格检查、诊断和治疗。

02 ▶ 髌下脂肪垫炎的常见症状是什么

疼痛和功能受限是髌下脂肪垫炎最常见的症状。疼痛部位主要集中在膝盖下方,尤其是内外膝眼处。在行走、上下楼梯或进行跑步等活动时,疼痛感会明显增加。我们也可能会感觉膝盖活动受限,特别是屈曲和伸直时的灵活度减弱。这会影响我们的日常活动和运动能力。此外,一些人还对凉气比较敏感,当膝盖受凉时，会有不适感。

了解这些临床表现，我们可以更早地发现膝盖的问题，并及时采取措施进行治疗和保护。

类风湿关节炎

01 类风湿关节炎有什么症状

类风湿关节炎是一种神秘而棘手的疾病，至今仍未完全揭示其发病原因。它是一种慢性疾病，主要以滑膜炎为特征，直接影响着我们身体的关节滑膜、软骨和骨组织。然而，这种疾病并不局限于关节，它还可能在其他器官和组织中引发炎症反应，进一步加重患者的痛苦。

类风湿关节炎早期几乎无症状，然而，随着时间的推移，它开始展示出其可怕的一面。以下是类风湿关节炎最常见的症状。

关节僵硬。早晨起床时，你可能会感到关节僵硬，伴随着难以忍受的疼痛。这种僵硬往往会在活动一段时间后稍有缓解，但会在休息后再次出现。

疼痛。随着疾病的进展，关节疼痛会逐渐加剧。最初可能只是轻微的不适，如颈肩痛、腰背痛等，但随着时间的推移，疼痛可能变得越来越剧烈，甚至在休息时也无法得到缓解。膝关节是类风湿关节炎中最常受累的关节之一，患者可能会出现积液等症状。

手部或关节畸形。在疾病的后期阶段，由于肌肉痉挛和关节的长期受损，手部和关节可能发生畸形。手指逐渐变形，如食指或小指呈现出外斜、内弯或其他不正常的形状。这不仅影响了患者的外观，也给其日常生活带来了许多困扰。总结起来，类风湿关节炎的症状包括关节僵硬、疼痛，尤其是在早晨起床时。

患者还可能经历疲劳、发热、食欲不振和体重下降等全身症状。虽然类风湿关节炎无法根治，但早期诊断和综合治疗可以帮助减轻症状、延缓疾病进展，并提高生活质量。如果您怀疑自己患有类风湿关节炎，请及时就医。

02 类风湿关节炎患者还能运动吗

类风湿关节炎是一种常见的自身免疫性疾病，它会导致多关节疼痛、肿胀和功能受损。适当的运动对于管理和改善类风湿关节炎至关重要，有以下益处。

保持关节活动性：虽然关节疼痛和僵硬可能让你不想运动，但长时间的静止会导致肌肉萎缩和关节僵硬加重。通过进行适度的运动，如伸展、屈伸和旋转运动，可以帮助保持关节的灵活性和活动范围。

强化肌肉：通过适当的肌肉训练，可以增强关节周围肌肉的力量和稳定性，减轻关节的负担。重点锻炼身体核心肌群，如腹肌、背肌和臀肌，以提供更好的支撑和平衡。

增加耐力：进行适度的有氧运动，如步行、游泳或骑自行车，可以增强心血管系统功能，提高身体的耐力和整体健康状况。这有助于减轻疲劳感，并改善日常活动的能力。

热疗法：热疗是一种有效的物理治疗方法，能舒缓关节疼痛和僵硬。热敷、温水浸泡或温热护具都可以作为辅助治疗手段，缓解炎症和促进血液循环。

尽管运动对类风湿关节炎非常重要，但在选择和进行运动时要注意以下两点。

咨询专业人士：在开始任何新的运动计划之前，咨询风湿科医生或理疗师的建议非常重要。他们可以为您制定适合自己的运动方案。

适度为宜：选择适度的运动强度和持续时间，以避免过度使用关节和引发疼痛。逐渐增加运动量，听从身体的反馈，避免过度劳累。

膝盖滑囊炎

01 什么是膝盖滑囊炎

膝盖滑囊炎是一种常见的关节问题，它影响了滑囊的正常功能，导致关节活动不再顺畅。

滑囊是关节囊滑膜层周围的小囊泡，它们分泌滑囊液，帮助减少摩擦、保持肌肉和关节灵活顺畅的运动。然而，过度的运动摩擦发生时，滑囊会受到刺激，引发炎症反应，导致囊内压力增加，出现局部疼痛和肿胀，这就是滑囊炎。当你屈伸膝关节时，会明显感到疼痛，并且疼痛点是固定的。

02 如何治疗膝盖滑囊炎

膝盖滑囊炎的治疗方法包括一般治疗、物理治疗、药物治疗、手术治疗等。

一般治疗：患者要注意膝关节的制动、休息，减少活动对滑囊的刺激，从而减少积液渗出。

物理治疗：通过局部热敷、烤电理疗，促进局部的血液循环和新陈代谢，有助于积液的吸收。

药物治疗：可以口服活血化瘀、消肿止痛的药物，促进积液吸收。

手术治疗：可以先穿刺抽吸积液，然后局部加压包扎，注意休息，7～10天可以恢复。如果穿刺抽液失效，并且囊肿复发，可以选择在麻醉下行切除术，术后加压包扎1周，基本可以治愈。而对于更为严重的膝关节病，可考虑关节置换等手术。

骨刺

01 什么是骨刺

骨刺，学名骨赘，是一种生长在骨头上的赘生物。在大多数情况下，骨刺的形成是身体老化适应的一种变化，属于正常的生理现象。实际上，骨刺的表面覆盖着一层圆润、钝钝的软骨或结缔组织。我们需要注意一点：骨刺实质上仍然是骨头，只是在形态上发生了一些变化。

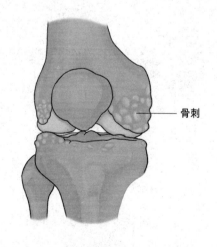

▲ 骨刺

骨刺本身并不是直接导致疼痛的原因，而是与其他因素相互作用才可能引发疼痛症状。当骨骼受到长期的压力、磨损或其他应力刺激时，身体会启动一系列的生理反应来加强受力区域的骨质，以增加其稳定性。在这个过程中，骨细胞开始增殖并沉积额外的骨质，形成了所谓的骨刺。

需要强调的是，骨刺的出现并不是一种恶性肿瘤或异常生长，而是身体为了维持功能和平衡而进行的自我修复过程的一部分。

02 为什么会长骨刺

骨刺的形成主要有以下两个原因。

局部炎症后的钙化。当身体受到损伤或炎症刺激时，局部组织可能会发生钙化反应，即钙盐在组织中沉积，形成硬化的区域。这种反应在骨骼中尤为常见，导致骨刺形成。

身体适应老化的必然结果。随着年龄的增长，我们的身体逐渐经历各种变化和退化。如骨关节可能会发生退化，导致关节不稳定。为了重新恢复平衡状态，我们的身体会自动进行调节。这时，骨组织开始增生，形成骨刺，以提供更多的支持和维持关节稳定。因此，骨刺可以被视为一种正常的生理现象，是身体为应对年龄变化所做出的适应性反应。

03 ▸ 跪膝锻炼能去除骨刺吗

许多人误以为跪膝锻炼可以磨掉骨刺，但事实上这是不可能的。骨刺是身体适应关节老化和退变的结果。换句话说，在整个关节功能下降的情况下，骨刺的形成大多是为了增强关节的稳定性。因此，通过跪膝锻炼只会导致更多的骨刺产生，而无法减少它们的数量。此外，在绝大多数情况下，骨刺并不会引起疼痛。因此，我们真正需要关注和保护的是关节软骨。

04 ▸ 为什么说贴膏药不能消除骨刺

骨刺的形成是由于骨骼发生了退行性改变，通常是由关节炎等问题引起的。这种改变与时间累积和骨骼的应力紊乱有关。贴膏药无法改变骨骼的结构。因此，贴膏药并不能直接消除骨刺。

然而，膏药中可能包含一些成分，如止痛剂或消炎药，可以通过局部作用减轻疼痛和炎症。但这只是对症状的暂时缓解，并不能真正解决骨刺的问题。

第三部分

中医认识

01 ▶ 中医怎么看膝关节炎

> 中医是古人经验的集合，以人为本，有非常强的可重复性，当然有科学在里面。我们的目的就是给中医披上科学的外衣，从实践中走出来。

骨关节炎属于中医学"痹证"的范畴，临床上多以"骨痹"称之。中华人民共和国中医行业标准《中医病证诊断疗效标准》称骨关节炎为"骨痹"。国家标准《中医诊病治疗术语·疾病部分》将膝关节炎称为"膝痹"。

关于"膝痹"的论述，中医有大量记载。如在病因病机认识上，《黄帝内经》云："肝主筋、肾主骨。"又云："膝者，筋之府，屈伸不能，行则偻附，筋将惫矣。"《灵枢·阴阳二十五人》云："血气皆少则无毛……善痿厥足痹。"《医学入门》云："痹者，气闭塞不通流也，或痛痒，或麻痹，或手足缓弱。"

中医的治疗方法主要包括调理气血、舒筋活络、温通经络等。通过中药调理和针灸、三联铍针、推拿等手段，旨在恢复气血的正常运行，舒缓筋脉的紧张和僵硬，促进经络的通畅。此外，中医还注重调整患者的生活习惯和饮食，以提供全面的治疗效果。

深入了解中医对于膝关节炎的解读，有助于我们从不同的角度理解和应对这一疾病，为患者提供更全面的治疗和护理。

02 膝关节炎的中医病机是什么，怎么治

膝关节炎在中医理论中被认为是肝肾亏虚所导致的。这一观点得到了临床观察的支持，并在古代医籍中有明确的记载。《黄帝内经》中提到："丈夫八岁，肾气实，发长齿更；二八肾气盛，天癸至，精气溢泻，阴阳和……五八肾气衰，发堕齿稿……七八肝气衰，筋不能动。"这段文字表明随着年龄增长，人体在中年40岁左右，肝肾逐渐虚衰，天癸亏虚，导致筋骨失去养护。

《中藏经》中也提到："骨痹者，乃嗜欲不节，伤于肾也。"这表明骨关节的痹证与肾虚功能受损有关。肾主骨生髓，肾虚则无法为骨提供充足的髓养，而肝主筋，膝盖作为筋之府，当肝木亢盛时，筋脉会急剧收缩导致疼痛，如果肝气阴亏虚，筋脉失去润养，就会出现膝关节疼痛的症状，如膝关节局部疼痛、僵硬、行走乏力等。

肝肾亏虚会逐渐导致经络气血不足，经脉阻滞，气血无法正常流通，筋骨失去养护，进而出现筋挛和膝关节的变形。

此外，临床上常见到膝关节炎患者对风寒湿气敏感，膝关节在气温降低、阴湿天气、季节变化时出现疼痛、酸胀、重感等不适。这是因为膝关节炎的发病和病情进展与肝肾亏虚有关，风寒湿邪阻滞膝关节的经络是其表现形式。肝肾亏虚导致气血不足，脉络空虚，卫气失调，温煦功能减退，使外邪趁虚而入。根据风

邪、寒邪、湿邪的偏盛程度不同，风邪、寒邪、湿邪可以单独侵害膝关节，也可以同时作用于人体而导致发病。根据风、寒、湿邪气的不同偏盛情况，临床上表现出不同的症状。

总之，中医认为膝关节炎的根本原因是肝肾亏虚，导致筋骨失养和经络气血不畅。肝肾虚衰使得膝关节发生疼痛、僵硬和行走乏力等症状。同时，风、寒、湿邪的侵袭也会加重病情，并在临床上表现为膝关节的局部怕风、怕冷等特征。

中医治疗膝关节炎时，重点是调理肝肾，补充养分，促进气血循环，以及驱散风、寒、湿邪气。常用的治疗方法包括中药调理、针灸、推拿按摩、温热疗法等，旨在恢复肝肾功能，促进筋骨健康，改善膝关节疼痛和功能障碍。

03 ▶ 中医将膝关节炎分为几种类型

中医将膝关节炎分为四类：寒湿痹阻证、湿热痹阻证、肝肾亏虚证、痰瘀互结证。

（1）寒湿痹阻证

证候：四肢关节疼痛，或有肿胀，疼痛固定，痛如刀割，屈伸不利，昼轻夜重，怕风怕冷，阴雨天易加重，肢体酸胀沉重。舌质淡红，苔薄白或白腻，脉象弦紧。

治法：散寒除湿，祛风通络。

方药：薏苡仁汤加减。薏苡仁、苍术、川芎、当归、麻黄、桂枝、羌活、独活、防风、制川乌、川牛膝。

加减：如关节肿胀或有积液，可加茯苓、泽泻、车前草；上肢痛，加桑枝；下肢痛，加松节。

（2）湿热痹阻证

证候：关节红肿，灼热憷痛，或有积液，或有水肿，肢节屈伸不利，身热不扬，汗出烦心，口苦黏腻，食欲不振，小便黄赤。舌红，苔黄腻，脉象滑数。

治法：清热除湿，蠲痹通络。

方药：四妙丸合宣痹汤加减。苍术、黄柏、薏苡仁、茯苓、栀子、连翘、川牛膝、防己、赤芍。

加减：如发热、关节红肿明显者，加鸡血藤、忍冬藤；如关节积液或有浮肿者，加车前草、泽泻；如关节僵硬、疼痛剧烈者，加忍冬藤、全蝎。

（3）肝肾亏虚证

证候：腰脊疼痛，上连项背，下达髋膝，僵硬拘紧，转侧不利，俯仰艰难。腹股之间，牵动则痛，或有骨蒸潮热，自汗盗汗。舌尖红，苔白少津，脉象沉细或细数。

治法：补益肝肾，活血通络。

方药：独活寄生汤加减。独活、桑寄生、熟地黄、羌活、杜仲、枸杞、当归、白芍、川牛膝。

加减：如有骨蒸潮热，自汗盗汗、腰灼痛者，加知母，熟地黄改用生地黄；如恶寒、肢冷，得热痛减，加桂枝、附子。

（4）痰瘀互结证

证候：肢体骨节漫肿、刺痛、沉重，甚则畸形、僵硬强直。肢体屈伸不利，动则痛剧，肌肤有痰核，舌质紫黯，或有瘀斑，苔白腻，脉沉细或弦涩。

治法：活血化瘀，化痰通络。

方药：当归没药丸合指迷茯苓丸加减。黄芪、当归、川芎、桃仁、红花、制乳香、制没药、土鳖虫、半夏、细辛、全蝎。

加减：关节红肿疼痛或有低热者，加忍冬藤、板蓝根、虎杖；关节冷痛，得热痛减者，加桂枝、黑附片；血瘀重者，用三棱、莪术；血瘀者，用桃仁、红花；血瘀较轻者，用丹参、赤芍。

04 什么是鹤膝风

鹤膝风是指膝关节炎晚期的严重变形情况。在膝关节炎末期，由于长期的炎症和退行性变，膝关节会发生肿大和严重的变形，同时伴随着关节周围肌肉的明显萎缩，形成了一个中间大、两头小的形态，就像仙鹤的膝盖，因此被称为鹤膝。

这个形象的比喻形容了膝关节炎晚期患者膝关节的特殊外观。中间大指的是膝关节区域的肿胀和变形，关节处呈现出明显的肿大；两头小则指的是大腿肌肉的严重萎缩，由于长期的膝关节炎病变，肌肉无法正常运动和发挥作用，导致肌肉组织的退化和减少。

鹤膝风的形成是膝关节炎严重病程的结果。膝关节炎患者在炎症和退行性变的影响下，关节软骨逐渐磨损和破坏，关节间隙变窄，关节囊和韧带变松弛，导致关节结构的不稳定和畸形。同时，关节周围的炎症反应引发肌肉的萎缩和功能丧失，使得膝关节在外观上呈现出鹤膝的特征。

鹤膝风不仅影响了患者的外貌，更重要的是给患者带来了严重的疼痛、僵硬和功能障碍。因此，对于膝关节炎患者来说，早期的干预和治疗非常重要，以防止病情的进展和发展到鹤膝风这一严重阶段。

05 中医强调治疗膝关节炎要做到筋骨平衡，是什么意思

膝关节炎是一种常见的慢性退行性疾病，严重影响中老年人的生活质量。中医认为，膝关节炎属于"痹证""痿证"的范畴，主要由风、寒、湿、热等邪气侵袭膝关节所致。中医治疗膝关节炎的原则是辨证施治，调理气血，祛除邪气，恢复膝关节的功能。

膝关节是人体最大的关节，它既要承受身体的重量，又要保证活动的灵活性。因此，膝关节需要内外两套稳定系统来维持其

正常运作。内源静力平衡系统主要包括股骨下端、胫骨上端、髌骨、内外侧半月板、部分韧带等硬组织结构。外源动力平衡系统主要包括周围肌群及其他软组织结构。

筋在外，骨在内。筋指的是肌肉、肌腱、韧带等软组织结构，它们可以提供动力支持和缓冲作用。骨指的是骨头、软骨等硬组织结构，它们可以提供静力支持和稳定作用。当邪气侵袭膝关节时，筋先受到影响，出现僵硬、疼痛、肿胀等症状。如果不及时治疗，邪气会逐渐深入骨头里，导致软骨退化、骨质增生、关节间隙变窄等问题。这就是中医所说的"先有筋瘀，再有骨痹"的过程。

因此，在治疗膝关节炎时，中医强调要做到筋骨平衡。也就是说，在保护和修复骨头的同时，也要重视和调理筋的功能。中医有许多方法可以达到这个目的，如中药治疗、针灸治疗、按摩治疗等。

06 中医为什么认为膝关节炎是"筋病为主，骨病为辅"

中医认为膝关节炎是"筋病为主，骨病为辅"，这是因为中医有一个重要的观点，就是"膝为筋之府"。什么意思呢？就是说膝关节是筋的总部，筋的功能和状态都和膝关节有密切的关系。筋是指肌肉、肌腱、韧带等软组织，它们主要负责人体的运动和稳定。而骨则是指骨骼、关节等硬组织，它们主要负责人体的支撑和保护。

膝盖这个结构很特殊，它不像其他关节那样靠骨头之间的形状和结构来保持稳定，而是靠筋的包裹、束缚和支撑来保持稳定。就是说膝关节的稳定几乎完全依靠筋的约束，对骨骼的依赖非常少。这样设计的好处就是膝关节可以有很大的灵活性，可以适应各种复杂的运动和环境。但也有坏处，坏处就是膝关节很容易受到损伤和磨损，因为它要承受很大的压力和摩擦，而且筋的修复能力比骨头要差得多。

所以膝关节炎的发生主要是由于筋的损伤引起的，当然骨头也会受到影响，但不是主要原因。膝关节炎的症状主要表现在经筋之上，如晨僵、疼痛、酸胀、麻木、萎缩、重滞、乏力、功能活动受限等。这些都是筋失养、失滑、失柔、失弹所致。如果只从骨头入手治疗膝关节炎，就会忽视最根本的问题，也就无法达到真正的治愈效果。

因此诊断和治疗膝关节炎时，中医需从经筋入手才能真正把握其病因和病机，建立起"以筋为先"的理念。中医认为经筋与肝相表里，肝主藏血，血养筋。所以治疗膝关节炎时要重视补血养肝，使血液充分滋润经筋，使经筋恢复弹性和功能。同时还要重视活血化瘀，消除经筋中的瘀血和水湿等邪气，使经筋通畅无阻。此外还要重视调理情志，消除肝郁气滞等情绪因素对经筋的影响，使经筋舒展舒畅。

中医治膝关节炎，先筋后骨，治筋为主的含义有二：一为时间顺序的先后，即"首先"之意；二为重要性，即"首要"之意。所以"筋骨失衡，以筋为先"理论意指在"筋骨失衡"的病理状态中，筋的病变是始动因素。在临床实际中发现，膝关节病的症状主要表现在经筋上，而骨的症状主要是在疾病后期，经筋为"刚"、为"墙"的束缚作用，和"利机关"的作用明显下降后，出现经筋退变和萎缩，关节的稳定性急剧下降，最终出现软骨异常磨损和骨质增生及变形。所以说治骨离不开治筋，治骨必先治筋。

07 ▶ 中医如何看待"一变天膝盖疼痛就加重"

膝盖疼痛加重的原因在于中医所称的肝肾亏虚和外邪的侵袭。肝肾亏虚导致气血不足，经络空虚，卫气失调，温煦失司，使得外邪得以趁虚而入，加重了膝盖疼痛的症状。

当天气突然变化，如气温降低、下雨阴湿天气或季节变化，这些外界因素往往会加重膝盖疼痛。这是因为风邪、寒邪、湿邪三种邪气与肝肾亏虚的病理状态相结合，导致痹证发生。风邪、寒邪、湿邪可以单独侵袭膝关节，也可以混合作用于人体而引发病症。

总的来说，当肝肾亏虚的体质遭遇外界的风邪、寒邪、湿邪侵袭时，邪气容易侵袭膝关节，造成痹证的发生和膝盖疼痛的加重。因此，对于膝关节炎患者来说，特别是在天气变化的时候，要加强保暖，避免受凉和湿气的侵袭，同时进行中医调理和治疗，以改善肝肾功能，驱散外邪，缓解膝盖疼痛的症状。

08 中医三联铍针的作用有哪些

中医三联铍针被用于治疗全身各处的肌筋膜炎和局部粘连，其作用主要是止痛、疏络和松解粘连。

在膝关节疾病治疗中，三联铍针的应用是通过调节筋骨的协同关系来达到治疗效果的。三联铍针治疗膝关节问题时，首先根据中医辨证归经的原则，针对性地调节膝关节的运动力线，从而改善症状。铍针的形状类似小针刀，但是非常细小，和普通针灸针一样，所以铍针兼具了小针刀和针灸针的优点。

三联铍针通过松解粘连和穴位痛点，既疏通经络、调和气血，又剥离粘连、纠正下肢力线。这种治疗目的是刺激筋脉，使骨骼得到愈合。三联铍针的治疗过程需要根据患者的具体情况和中医辨证施治的原则进行个体化调整，以取得最佳疗效。

09 如何运用针灸治疗膝关节炎

膝关节炎是一种常见的慢性退行性关节病，主要表现为膝关节疼痛、肿胀、僵硬和功能障碍，严重影响患者的生活质量和工作状态。目前，西医治疗膝关节炎的方法主要有药物治疗、物理治疗、注射和手术治疗等，但都存在一定的不良反应和局限性。中医针灸作为一种安全、有效、无创的治疗方法，越来越受到患者和医生的青睐。中医针灸治疗膝关节炎的原则是补肾益精、活血化瘀、祛风除湿、通经活络，从而缓解膝关节的疼痛和功能障碍。其穴位选择主要有两种方法：一是根据经络理论，选取与膝关节相关的经络穴位；二是根据压痛点理论，选取与膝关节周围压痛点相对应的穴位。这两种方法可以结合使用，以达到最佳的治疗效果。

根据经络理论，选取与膝关节相关的经络穴位主要有以下几个。

足三里。足阳明胃经上行至小腿外侧，在胫骨下缘外侧缘上 3 寸处。该穴为胃经之募穴，具有健胃化湿、调理气血、强壮筋骨的功效。对于气血不足导致的膝关节萎缩、无力等症状有很好的补益作用。

阳陵泉。足太阳膀胱经上行至小腿外侧，在胫骨下缘外侧缘上 7 寸处。该穴为膀胱经之合穴，具有祛风除湿、通利水道、消肿止痛的功效。对于风邪湿邪导致的膝关节肿胀、疼痛等症有很好的清利作用。

阴陵泉。足厥阴肝经上行至小腿内侧，在胫骨下缘内侧缘上 8 寸处。该穴为肝经之合穴，具有养血活血、舒筋利关节的功效。对于气血运行不畅导致的膝关节僵硬、活动不灵等症有很好的调和作用。

委中。在小腿后面，在股二头肌与半腱肌之间，在髌骨下端上 3 寸处。该穴为足少阳胆经之合穴，具有祛风散寒、止痛通络的功效。对于风寒邪气导致的膝关节冷痛、麻木等症有很好的温通作用。

梁丘。在大腿前面，在髌骨上端上 2 寸处，在股直肌与股外侧肌之间。该穴为足少阴肾经之合穴，具有补肾益精、滋养筋骨的功效。对于肾虚精亏导致的膝关节萎缩、无力等症有很好的滋补作用。

以上五个穴位分别属于五条不同的经络，分布在小腿和大腿前后内外各个方位，可以全面调理膝关节周围的气血运行和邪气排出，从而达到治愈膝关节炎的目的。

10 三联铍针疗法的魅力是什么

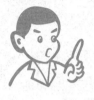

三联铍针疗法开创了疼痛治疗的新高度。以前把疼痛和运动对立起来，认为运动产生疼痛，就不让病人活动。真相是铍针治疗加上适当的运动锻炼会明显缓解疼痛。

　　三联铍针疗法是一种创新的综合治疗方法，是在继承传统中医三联铍针疗法的基础上，基于"生物—心理—社会医学新模式"形成的快速、准确、有效解决疼痛的新型疗法。三联铍针疗法兼顾了疼痛的生物学、心理情

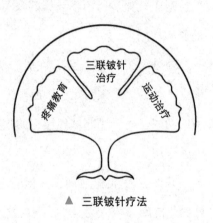

三联铍针
治疗

疼痛教育

运动治疗

▲ 三联铍针疗法

绪及社会多种因素，创新了慢性疼痛的多维度治疗模式。它融汇了经络穴位、西医骨科、生物力学、神经科学、快速康复技术、认知疗法等多种前沿技术于一体。

　　三联铍针疗法是一线高价值循证医学，契合最新的医疗理念，是膝骨关节炎的首选治疗。

　　三联铍针疗法由疼痛教育、三联铍针治疗和运动治疗三个部分组成。首先，对患者心理层面进行干预。其次，通过三联铍针

治疗，恢复筋骨平衡，快速缓解疼痛。最后，通过运动锻炼加强肌力，调正力线，解决身体活动障碍。理解疼痛是所有疼痛新科学治疗的第一步，也是最重要的一步。之后是功能诊断、共同决策，三联铍针进行松解治疗。最后是运动锻炼，通过主动运动，最终收获奇效。

（1）疼痛教育

教育是关键，改变想法，提升认知。

疼痛教育是一种受到医学界认可的治疗形式。思想通了，一通百通。大量研究显示，疼痛教育本身就可以帮助疼痛患者减轻疼痛。疼痛教育是指对患者进行疼痛知识等方面的教育，把对疼痛的理解、关节的运动科学进展、理解片子的真正含义等心理认知及理念和信心植入患者的核心价值层面，从而让患者更加积极地参与自我管理。

疼痛教育的核心知识包括："关节是用来运动的""运动能有效缓解疼痛""疼痛不等于伤害""关节的 X 线片子改变并不代表症状""关节的稳定性和力线比软骨的磨损更重要""人不是机器，人体关节具有强大的适应力、代偿力、复原力"等内容。

（2）三联铍针治疗

三联铍针是核心，三联铍针精准定位，松解粘连，疏通气血，快速消痛。

使用特制的三联铍针对特定穴位进行刺激，松解关节周围的粘连，恢复筋骨平衡，纠正腰臀骨盆下肢的力线，消除局部炎症，解除神经刺激，缓解疼痛。即达到松粘连、正筋骨、通气血、消疼痛的目的。

三联铍针治疗的中医理论。

人体膝关节生理力学平衡主要依靠内外两套稳定系统，即内源静力平衡系统和外源动力平衡系统。内源静力平衡系统主要包括股骨下端、胫骨上端、髌骨、内外侧半月板、部分韧带等硬组织。外源动力平衡系统主要包括周围肌群及其他软组织等。软组织损伤产生关节力学失衡，改变关节软骨受力，最终导致软骨退变、骨质增生。经筋在外，骨在内，经筋先代膝受邪，疾病逐步发展，再伤及膝骨，即所谓"先有筋瘀，再有骨痹"，"筋伤"导致"骨损"。治疗的时候，先筋而后骨。也就是说，筋骨并重，但是以筋为主。三联铍针通过"治筋"以"正骨"，恢复筋骨平衡，延缓软骨的退变，达到治疗目的。

（3）运动治疗

运动是本质，打通经络气血，预防复发。

膝关节炎疼痛严重限制了人们的正常活动。不少患者因为惧怕疼痛而不敢活动，怕活动带来的疼痛，也害怕活动会加重脊柱和关节的损伤。实际上，近期的权威研究已经证实，适度活动不会加重组织损伤，限制活动才是慢性疼痛最有害的方面。不活动可能导致肌肉萎缩、反应迟钝和焦虑倾向等多种问题。坚持适度锻炼，是对慢性疼痛的积极应对方式。

第四部分

运动知识

01 ▶ 膝关节炎和肌肉有什么关系

膝骨性关节炎是中老年人常见的关节病，其主要特征是膝关节软骨的磨损和破坏。这种疾病导致膝关节疼痛、活动受限，甚至引发关节畸形等严重症状。

随着社会的老龄化趋势日益加深，膝骨性关节炎的患病率逐渐增加。据大型流行病学数据显示，在我国，症状性膝骨性关节炎的患病率约为 8.1%。换句话说，100 个人中就有 8 个人患有膝关节炎。考虑到我国 14 亿人口，粗略计算也有超过 1 亿人受到这一疾病的困扰。

膝关节炎的发病涉及生物力学因素。当肌肉力量减弱时，膝关节的稳定性就会降低，从而导致关节软骨受到异常力量的影响，进而引发软骨的磨损和破坏。换言之，膝关节周围肌肉力量的下降是导致膝关节不稳定，从而引发关节炎的一个重要原因。

针对这一问题，许多研究致力于探索肌肉强化对膝骨性关节炎治疗和预防的重要性。研究表明，通过适当的肌肉锻炼和强化训练，可以提高膝关节的稳定性，减轻关节软骨的负荷，从而减缓疾病的进展和症状的加重。

举个例子，如今许多康复中心和医疗机构开设了针对膝骨性关节炎的康复训练课程。这些课程包括肌肉强化、平衡训练、柔韧性练习等，旨在提高患者的肌肉力量和关节稳定性，减轻疼痛并改善日常功能。

肌肉锻炼对于膝骨性关节炎的治疗具有多重益处。首先，通过肌肉锻炼可以增强膝关节周围肌肉的力量和稳定性，减轻关节所承受的负荷，从而减缓软骨磨损的速度。其次，肌肉锻炼还可以提高关节的灵活性和运动范围，促进关节润滑液的分泌和循环，有助于减轻疼痛和改善关节功能。此外，肌肉锻炼还可以预防肌肉和关节周围组织的萎缩，促进康复和功能的恢复。

具体的肌肉锻炼方式包括以下几个方面。

强化肌肉群：特别是大腿肌肉群（股四头肌、股二头肌、半腱肌、半膜肌等），通过腿部肌肉的力量训练提高膝关节的稳定性和支撑能力。常见的锻炼方法包括腿部推蹬、抬腿、深蹲等。

平衡训练：平衡能力的提高对于膝关节的稳定性至关重要。可以进行单腿站立、平衡板训练、倒立练习等，以提高身体的平衡感和控制能力。

柔韧性练习：膝关节周围的肌肉和韧带的柔韧度对于关节的活动范围和功能恢复至关重要。进行膝关节的伸展、屈曲、旋转等柔韧性练习，可以帮助改善关节的灵活性和稳定性。

有氧运动：有氧运动，如散步、骑自行车、游泳等对于膝关节的保护也非常重要。这些低冲击性的运动有助于维持关节功能。

02 为什么运动疗法如此有效

> 运动就是要防止疼痛慢性化，运动就能改善疼痛。

随着膝骨性关节炎的高发率和不可逆转的关节软骨损伤，治疗的目标主要是缓解疼痛、纠正力线、改善功能。在这方面，运动疗法凭借其安全、经济、有效的特点成为治疗膝骨性关节炎的首选方法。

近年来的大量研究发现，运动疗法在减轻疼痛、改善关节功能和提高生活质量方面取得了突出的效果。因此，国际最新的临床指南纷纷推荐将运动疗法作为首选治疗方法。

为什么运动疗法如此有效呢？原因主要体现在以下几个方面。

肌肉强化与关节稳定性。运动疗法通过肌肉强化训练，提高膝关节周围肌肉的力量和稳定性。强健的肌肉可以分担关节的负荷，减轻关节软骨的压力，从而减缓软骨的磨损速度，降低疼痛和炎症的程度。

关节活动范围和柔韧度。适度的运动可以增加关节的活动范围和柔韧度，有助于改善关节的灵活性。通过适当的伸展和屈曲运动，可以减轻关节的僵硬感和限制，提高关节的可活动性和功能。

润滑液分泌和循环。运动疗法促进关节润滑液的分泌和循环，有助于提供关节所需的滑液和养分。良好的润滑液供应可以减少关节的摩擦和磨损，缓解疼痛和不适感。

心理和生理效益。运动疗法不仅对身体有益，还对心理健康产生积极影响。适度的运动可以释放身体内的内啡肽，提升心情，减轻焦虑和抑郁情绪，改善生活质量。

03 ▶ 运动疗法有哪些

我们讲的运动锻炼，不是说锻炼难度有多大，而是要找到你独特的体验，和身体对话，融入生活，才是真正的功能锻炼。

运动疗法可以通过多种方式改善关节软骨的代谢和功能，缓解疼痛和僵硬，提高生活质量。运动疗法的形式主要有以下几种。

肌力增强训练：肌力训练可以增强膝关节周围肌肉的力量和耐力，减轻关节的负荷和磨损，保护软骨和半月板。肌力训练应该根据患者的病情和能力进行个性化的安排，一般采用等长或等速收缩方式，每周进行 2 ~ 3 次，每次 2 ~ 3 组，每组 8 ~ 15次。肌力训练主要针对股四头肌、股二头肌、臀部肌群和小腿

肌群等。

关节活动度训练：关节活动度训练可以改善关节的灵活性和稳定性，预防关节僵硬和挛缩，促进关节润滑液的分泌和软骨的营养。关节活动度训练应该在肌肉温热的时候进行，动作要缓慢而平稳，避免过度拉伸或反弹。关节活动度训练主要有四种方式：拉伸大腿前侧肌肉（股四头肌）、拉伸大腿后侧肌肉（股二头肌）、拉伸小腿肌肉（腓肠肌）和拉伸髋部外侧肌肉（阔筋膜张肌）。

有氧运动和水中运动：有氧运动和水中运动可以提高心肺功能和全身代谢，降低体重和血压，减少关节的负担和炎症。有氧运动和水中运动应该选择低冲击性的方式，如步行、骑自行车、游泳、水中操等。有氧运动和水中运动根据患者的心率、血压、呼吸等指标进行适度的强度控制，一般每周进行 3 ~ 5 次，每次 20 ~ 30 分钟。

本体感觉训练：本体感觉训练可以增强神经肌肉控制能力和反应速度，减少关节不稳定或扭伤的风险。本体感觉训练应该选择难度适当、安全可控的方式，如单脚站立、平衡板、步行绳等。本体感觉训练应该在其他训练结束后进行，每次持续 5 ~ 10 分钟，并注意保持姿势正确和视线稳定。

总之，运动疗法是一种安全有效的治疗膝骨关节炎的方法，它可以从多个方面改善患者的关节功能和生活质量。但是，在实施运动疗法时，需要根据患者的具体情况选择合适的形式、强度、频率和时间，并且要坚持长期执行，才能取得最佳效果。

04 肌肉力量训练的目的是什么

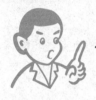

> 认知的提高，是在一次次疼痛和运动的反思中成长起来的。

膝骨关节炎是一种常见的退行性关节病，它会导致软骨磨损、骨质增生、滑膜炎症等一系列病理变化，进而引起膝关节疼痛、僵硬、活动受限等严重影响生活质量的问题。在治疗膝骨关节炎的过程中，除了药物、物理治疗、手术等方法外，还有一种非常重要但经常被忽视的方法，那就是运动治疗。运动疗法中最核心的部分就是锻炼大腿前侧的一块肌肉——股四头肌。

为什么要锻炼股四头肌呢？因为它是人体最大、最有力的肌肉之一，它由四个头组成：内侧头、外侧头、直头和中间头。它们协同收缩可以伸直膝关节，并且在行走、跑步、跳跃等运动中起到支撑和缓冲的作用。当我们患上膝骨关节炎时，由于长期的疼痛和活动减少，导致我们的股四头肌逐渐萎缩和衰退，失去了原有的力量和耐力。这样就会造成以下几个方面的恶果。

股四头肌力量下降会使得膝关节周围的其他软组织（如韧带、半月板等）承受更大的压力和拉力，从而加速它们的损伤和退化；使得膝关节失去原有的稳定性和平衡性，从而增加扭伤和摔倒的风险；使得胫骨和髌骨之间的角度发生变化，从而影响到髌骨在髌窝内的位置和运动轨迹，导致髌骨软化或半脱位等问题；使得我们在做日常活动时消耗更多的能量和氧气，从而增加心肺负担和疲劳感。

所以说，锻炼股四头肌对于治疗和预防膝骨关节炎是非常有益的。那么如何锻炼呢？这里给大家介绍一个简单而有效的方法：使用弹力带做伸膝训练。

弹力带是一种便携式、低成本、可调节阻力的训练工具。它可以用来锻炼各个部位的肌肉，包括我们今天所说的股四头肌。使用弹力带做伸膝训练的步骤如下。

◆准备一个合适长度和强度的弹力带（一般选择中等或高等强度），将其固定在一个稳定且高度适中（约与小腿同高）的物体上（如桌子或椅子等）。

◆坐在地上或椅子上，将弹力带套在小腿末端处（与脚踝同高），保持大腿与地面平行。

◆启动大腿前侧偏内（内侧头）的位置发力，将小腿向前伸直，并且保持 1 ~ 2 秒。

◆慢慢放松小腿回到原位，并且保持 1 ~ 2 秒。

◆重复以上动作 10 ~ 15 次为一组，每天做 2 ~ 3 组。

在做这个动作时，需要注意以下 4 点。

◆要缓慢而平稳，避免快速或突然地收缩或放松。

◆要有意识地感受大腿前侧偏内（内侧头）的位置发力，并且尽量不要用其他部位代偿。

◆要根据自己的能力调整阻力大小，并且逐渐增加难度。

◆要遵循无痛原则，并且在做之前或之后进行适当的拉伸放松。

这个方法可以有效锻炼我们的股四头肌内侧头，在提高膝关节的伸直能力和稳定性方面有很好的效果。

05 ▶ 等长肌力训练是什么

等长肌力训练是肌纤维长度不产生明显变化而肌张力改变的静态抗阻训练，因没有关节活动，所以适合肌肉力量弱、关节活动受限和积液多的患者，如直腿抬高练习、股四头肌等长收缩练习。

06 ▶ 本体感觉训练是什么

　　本体感觉训练是膝骨性关节炎治疗中的重要组成部分，它能够增加机体的平衡性、关节的稳定性、动作的协调性以及神经肌肉的控制能力。通过本体感觉训练，我们可以改善身体对于空间和位置的感知能力，提高肌肉对于外界刺激的响应速度和准确性。这种训练方法可以通过一系列的平衡性、稳定性和协调性练习来实现。

　　举个例子，假设小李是一位膝骨性关节炎患者，他在行走时经常感到不稳定和摇摆，于是决定尝试本体感觉训练来改善自己的状况。

　　小李开始进行一些简单的平衡练习，如单脚站立、单脚平衡板训练等。通过这些练习，他逐渐提高了自己的平衡能力和关节的稳定性。随着时间的推移，小李开始进行更复杂的动作，如步行时的平衡转身、交替踏步等。这些练习帮助他提高了动作的协调性，使得行走时的摇摆减少，更加稳定。

　　通过坚持本体感觉训练，小李逐渐重建了自己的平衡稳定性，提高了关节的控制能力，从而减轻了疼痛和不稳定的感觉。他的步态更加稳定自如，生活质量也得到了明显的提升。

　　在生物力学方面，本体感觉训练还可以增强关节周围肌肉的力量，改善本体感受功能和关节稳定性，有助于恢复关节周围组织的生物力学平衡，打破肌肉萎缩、关节失稳和疼痛之间的恶性循环。

因此，本体感觉训练在膝骨性关节炎的治疗中起着重要作用，通过提高平衡性、稳定性和协调性帮助恢复关节的正常功能，减轻疼痛和不适，提升生活品质。

07 ▶ 有氧训练是什么

有氧训练也称为全身耐力训练，是运动疗法中提高机体代谢能力的一种方法，它不仅能减少关节负荷，还能保护关节的健康。

这种训练方式的特点是强度较低、有节奏、持续时间较长。这种运动方式不仅可以充分燃烧体内的糖分，还可以消耗体内的脂肪。有氧运动有助于增强和改善心肺功能，预防骨质疏松症，以及调节心理和精神状态。常见的有氧运动方式包括步行、慢跑、游泳和骑自行车等。

除了传统的有氧运动方式，还有太极拳和八段锦等运动。这些运动以柔和、流畅的动作和深呼吸为特点，对于关节的保护和舒缓关节疼痛也有着显著的效果。

因此，有氧训练被认为是关节健康的秘密武器。它能够改善心肺功能、减轻关节负荷、增强代谢能力，从而为关节提供更好的保护和支持。

08 ▶ 水中运动有哪些优点

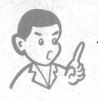

> 健康是一个复杂的、身心非二元对立的一个话题。疾病既是生理的，也是心理的，无法分开，融为一体。

　　水中运动是指在温水中进行步行等训练，兼有运动疗法及温热治疗的作用。温水可以提供浮力和热量，大大减轻关节负担，增加关节活动范围，恢复控制、平衡及协调能力，增强心肺功能，减轻疼痛，加快康复。

第五部分

康复保健知识

01 如何预防膝关节炎

膝关节炎是一种常见的关节疾病，我们可以采取一些预防措施来保护膝关节的健康。

每天步行 6000～8000 步。保持适度的步行量，促进膝关节的血液循环和营养供应，有助于维持膝关节的健康。

减少久坐不动的生活和工作习惯。长时间的久坐会增加膝关节的压力和负荷，尽量避免长时间坐着，适当站立活动，让膝盖得到放松和休息。

锻炼下肢肌肉力量和核心肌群。通过有针对性的锻炼，加强腿部肌肉的力量，特别是股四头肌和髂腰肌等，增加膝关节的稳定性和支撑能力。

均衡饮食和适量的日晒。保持均衡的饮食，摄取足够的营养，特别是钙、维生素 D 等对骨骼健康重要的营养素。此外，适量的日晒有助于促进维生素 D 的合成。

减少对膝关节不必要的危险动作。避免长时间下蹲、蹲跳等对膝关节造成过大压力和冲击的动作，尤其是在没有适当准备和技巧的情况下。

关注骨质疏松状态。骨质疏松会增加膝关节损伤的风险，定期关注自己的骨质状况，及早采取预防措施，如补充适当的钙和维生素 D，进行骨密度检查等。

以上六个方法是预防膝关节炎的关键，帮助你守护膝盖的健康。记住，提前预防胜过事后治疗，保持良好的生活习惯和运动方式，让你的膝关节远离疾病的困扰。

02 简单又高效的膝关节锻炼方法是什么

锻炼不只是一个动作，还是一扇大门，通往健康生活的幸福之门。

最易操作的绷腿练习是一种简单又高效的锻炼方法，可以在膝关节伸直的状态下进行，无论是坐着、站着还是躺着，都可以轻松完成。

具体操作方法如下：当膝关节伸直时，主动收缩股四头肌（位于大腿前侧的肌肉），使其绷紧，并保持这个状态大约 5 秒钟，然后放松 2 秒钟。如此反复进行练习。每天最好完成1000 次的绷腿练习，但并不要求一次性完成，可以分多次进行，效果相同。

这个锻炼方法几乎适用于所有膝关节疼痛或正常的人进行股四头肌训练。通过主动绷紧股四头肌，增强大腿肌肉的力量，提高膝关节的稳定性，从而有效保护膝关节。

绷腿练习的优势在于它的简单易行，无须任何器械或特殊环境，可以随时随地进行。只需要花费一点点的时间和努力，就能够为你的膝关节健康做出积极的贡献。

在进行绷腿练习时要注意适度与稳定，避免过度用力或造成不适感。如果你有特殊的膝关节问题或疾病，请在进行锻炼前咨询医生或专业人士的建议。

03 靠墙静蹲是锻炼膝盖的福音吗

靠墙静蹲是一种常见的膝盖康复锻炼方法，许多膝盖疼痛的患者在医生的建议下会选择进行这项锻炼，以增强膝关节周围肌肉的力量和关节的稳定性。然而，有些人在练完靠墙静蹲后，膝盖疼痛反而加重了。为什么会出现这种情况呢？

事实上，靠墙静蹲并不适合所有膝盖疼痛的患者，虽然症状相同，但病因可能完全不同。因此，治疗和康复方法需要根据个体情况进行个性化选择。每个人的膝盖问题都有其独特性，因此必须根据自身实际情况进行治疗。

靠墙静蹲对于某些原因的膝盖疼痛来说，是非常有效的锻炼方式。它可以通过增强肌肉力量、改善关节稳定性来减轻疼痛并促进康复。然而，对于其他一些膝盖问题，如滑膜炎、半月板损伤等，靠墙静蹲可能会加重疼痛并引发更严重的损伤。

因此，对于膝盖疼痛的患者来说，在进行靠墙静蹲之前一定要咨询医生或康复专家的建议。他们会根据具体的病情和病因，为您制定个性化的康复方案。康复过程中，逐渐增加锻炼的强度和范围，并注意病情反应，避免过度负荷引发更大的问题。

所以，靠墙静蹲可以是膝盖锻炼的福音，但对于不同的膝盖疼痛病因，其适用性是不同的。因此，个性化的康复方案和专业指导至关重要。只有根据自身情况进行适宜的锻炼，才能取得更好的康复效果，并减少不必要的疼痛。

04 靠墙静蹲适合哪些人群

靠墙静蹲尤其适合以下人群。

大腿肌肉力量较弱的人：靠墙静蹲是一种有效的大腿肌肉锻炼方法，可以有针对性地增强大腿肌肉的力量和改善关节稳定性。

关节损伤康复者：对于经历关节损伤的人群，靠墙静蹲是一个重要的康复练习，可以帮助恢复肌肉力量、提高关节的稳定性和灵活性。通过逐渐增加靠墙静蹲的难度和强度，可以逐步恢复受损关节的功能。

预防关节问题的人：靠墙静蹲可以作为一种预防性的锻炼方法，帮助增强腿部肌肉力量，提高关节的稳定性和抗压能力，从而减少关节问题的发生风险。

总的来说，靠墙静蹲适用于早中期的关节问题患者。由于每个人的身体状况和健康状况不同，建议在开始任何新的锻炼计划之前咨询医生或康复专家，以确保适合个人需要的正确锻炼方法。此外，正确的姿势和逐渐增加锻炼的强度也是关键，以避免任何可能的损伤。

05 靠墙静蹲的正确打开方式是什么

以下是靠墙静蹲的正确打开方式。

◆双脚自然分开与肩同宽，脚尖朝向前方。

◆大腿与脚尖共同朝向前方，不要内扣或者外翻。

◆上半身尽量保持正直靠在墙面。

◆屈腿的角度不需要太大，一般45°，找到大腿肌肉的发力感觉。

◆蹲到感觉累了，就起立休息（休息约1分钟）。

◆每天完成3～4次即可，对自己要求比较高的人可以每天上午、下午各进行3～4次的训练。

06 康复锻炼选开链运动还是闭链运动

在康复过程中，选择适当的运动方式至关重要。早期康复阶段，闭链运动是一个理想的选择。闭链运动是指肢体远端固定，近端活动的运动形式，通过多个关节的参与，实现稳定的负重运动，如靠墙静蹲、俯卧撑等。

为什么要选择闭链运动呢？

首先，闭链运动能够提供身体和肢体的稳定性，由于远端固定，动作控制相对容易，减少了意外损伤的风险。其次，闭链运动可以给关节施加压力，增加关节的稳定性，并促进关节周围肌肉的协调运动，帮助康复过程更加顺利。此外，闭链运动还能有效预防肌肉萎缩和骨质疏松，促进康复区域的肌肉力量和骨骼密度的提升。

早期选择闭链运动可以帮助患者渐进性地恢复运动功能，增强肌肉力量和改善关节稳定性。由于每个患者的康复需求和身体情况是不同的，因此在进行康复锻炼之前，最好咨询专业的医生，根据个性化的康复计划来选择最适合的运动形式。

07 中老年人选择慢跑锻炼心肺功能有哪些好处

中老年人选择慢跑锻炼的好处不仅限于心肺功能的改善，还涉及其他方面的益处。

改善心肺功能。慢跑是一种有氧运动，能够提高心肺功能。随着年龄的增长，肺活量逐渐减少，但通过慢跑锻炼，可以增加吸气量和肺活量，同时提高体内氧气的摄入量，从而改善肺功能。

促进心血管健康。慢跑是一项长时间的有氧运动，可以消耗体内脂肪和糖原，减少血脂和血糖水平，有助于清理心血管系统。此外，慢跑还能增强心脏的收缩能力，提高血液循环效率，降低心血管疾病的风险。

控制体重。随着年龄的增长，中老年人更容易出现体重增加的问题。通过慢跑运动，可以消耗大量的热量，有助于减少体脂肪的积累，控制体重，维持健康的体态。

增强骨密度。中老年人常常面临骨密度下降的问题，容易患上骨质疏松症。慢跑是一种负重运动，可以促进骨骼的生长和强化，提高骨密度，预防骨质疏松。

缓解压力和促进心理健康。慢跑运动有助于释放压力，促进身体内的内啡肽等"快乐荷尔蒙"的分泌，改善心理状态，增强自我满足感和幸福感。

所以，中老年人选择慢跑作为锻炼方式，除了改善心肺功能外，还能促进心血管健康、控制体重、增强骨密度，以及缓解压力和促进心理健康。因此，慢跑是一项适合中老年人的综合性有氧运动。

08 中老年人选择慢跑锻炼膝关节有哪些好处

中老年人选择慢跑锻炼膝关节有以下好处。

增强下肢肌肉力量。慢跑是一种全身性的运动，特别是对下肢肌肉的锻炼非常有效。中老年人经常慢跑可以增强腿部肌肉的力量，包括大腿肌群和小腿肌群，从而提高膝关节周围的稳定性和支撑能力。强壮的肌肉可以减轻关节的负担，降低膝关节疼痛和损伤的风险。

提高关节灵活性和协调能力。慢跑需要大幅度的膝关节屈伸运动，这有助于增加关节的灵活性和活动范围。通过持续的慢跑锻炼，中老年人可以改善膝关节的活动度，减少关节僵硬和不灵活的问题。

提高协调能力。使中老年人在行走和运动中更加稳定，降低跌倒的风险。

延缓骨质疏松的发生。慢跑是一项负重运动，对骨骼有一定的刺激作用。中老年人经常进行慢跑可以增强骨骼密度，减缓骨质疏松的发生和进展。强健的骨骼可以为膝关节提供更好的支撑和保护，降低骨折的风险。

需要注意的是，中老年人在进行慢跑锻炼时应根据自己身体状况选择适当的强度和距离，避免过度运动导致膝关节的过度压力和损伤。在开始慢跑锻炼之前，最好咨询医生或专业教练的意见，制订适合自己的运动计划。

09 膝关节炎患者游泳时需要注意什么

涉及膝盖健康的运动选择时，游泳被认为是最好的运动方式之一。特别对于膝关节炎患者而言，游泳可以带来巨大的益处。游泳不仅能够全面锻炼身体各个部位的肌肉，而且在水中，由于浮力的作用，身体的大部分关节基本不承受重力的压力，主要依靠肌肉力量进行运动，既锻炼了身体，又最大限度地保护了关节组织。

需要注意的是，游泳也并非没有任何潜在损伤，任何运动都需要适度。因此，在进行游泳时，要合理控制运动强度和时间，避免过度劳累。

在选择游泳的方式时，自由泳被认为是最佳选择。自由泳能够充分锻炼大腿肌肉力量，同时不会给膝盖增加过多的负担。对于膝关节炎患者来说，自由泳是一种较为安全和有效的运动方式。然而，蛙泳时如果用力不当，容易导致膝盖受伤。因此，在蛙泳时需要特别注意不要用力过猛，要保持正确的姿势和适当的力量控制，以避免对膝盖造成不必要的压力和损伤。

总而言之，游泳是保护膝盖健康的最佳运动选择。通过游泳，我们可以在水中锻炼全身肌肉，减轻关节的负担，并最大限度地保护关节组织。记得在游泳前进行适当的热身活动，并根据个人情况合理安排运动计划。

10 膝关节炎患者如何锻炼股四头肌

膝关节炎是一种常见的关节疾病，但适当的运动可以帮助缓解症状、增强肌肉力量，提高膝关节的稳定性和灵活性。对于膝关节炎的朋友来说，锻炼股四头肌是非常重要的，因为股四头肌是大腿最重要的肌肉群，能够帮助促进膝关节血液循环、增强肌肉力量和改善膝关节功能，对膝关节的支撑和稳定起着关键作用。

以下是针对股四头肌的一些锻炼方法。

直腿抬高：躺在地面上，将一条腿伸直抬高，保持数秒钟后放下，再换另一条腿进行。重复多次，每次进行 10 ~ 15 次。

坐姿腿伸展：坐在椅子上，双脚平放在地面上，然后将一条腿伸直抬高，保持数秒钟后放下，再换另一条腿进行。重复多次，每次进行 10 ~ 15 次。

腿弯曲：坐在椅子上，双脚平放在地面上，然后将一条腿弯曲向胸部靠近，再慢慢伸直。重复多次，每次进行 10 ~ 15 次。

高低椅运动：找一个高低椅子或台阶，双脚分别踩在上面，然后轻轻上下蹬腿，重复多次，每次进行 10 ~ 15 次。

这些锻炼方法可以适应不同程度的膝关节炎，但请注意不要过度用力或造成疼痛。逐渐增加锻炼的强度和次数，但保持舒适感。除了股四头肌的锻炼，还可以选择低冲击性的运动，如游泳、骑自行车、慢跑或健身器械的低负荷训练，以提高身体的整体健康和代谢水平。

最重要的是，在开始任何锻炼计划之前，最好咨询医生或理疗师的建议，了解适合自己的运动方式和强度，以确保安全性和最佳效果。

11 如何预防跑步受伤

跑步是一项有益健康的运动，但要确保享受跑步的乐趣，我们也需要注意预防受伤。以下是一些预防跑步受伤的关键要点。

循序渐进：不要急于增加跑步的强度和距离。逐渐增加跑步量，给身体充分适应的时间。过快增加运动量可能导致过度使用肌肉和韧带，增加受伤的风险。

适度休息：休息是身体恢复和修复的关键。完成长跑后，需要至少 48 小时的休息时间，以便身体完全复原。

适时伸展：跑步后立即进行适当的伸展运动，以减少肌肉紧张和僵硬。伸展运动有助于增加血液循环，加速废物排出，促进肌肉恢复。

注意膝关节：膝关节是跑步时容易受伤的部位之一。如果出现膝关节不适，及时就医并进行必要的影像学检查，避免盲目坚持导致进一步损伤。

强化核心肌群：核心肌群的强大能提供稳定的身体支撑，减轻下肢负担。通过定期的核心锻炼，包括腹肌、背部和髋部肌群的训练，可帮助提高身体的稳定性和平衡性。

穿合适的鞋子：选择合适的跑步鞋对于保护脚部和减少撞击力至关重要。确保鞋子舒适、合脚，并具备足够的支撑和减震功能。

多样化训练：避免单一运动造成过度使用某些肌肉和关节的问题。多样化跑步训练，包括交替不同跑道、速度和距离，有助于减轻特定部位的负担，提高全身的耐力和适应能力。